抑郁障碍共病

理论与实践

袁勇贵　著

东南大学出版社
SOUTHEAST UNIVERSITY PRESS
·南京·

图书在版编目(CIP)数据

抑郁障碍共病:理论与实践 / 袁勇贵著. —南京:
东南大学出版社,2014.10
ISBN 978-7-5641-5229-1

Ⅰ.①抑… Ⅱ.①袁… Ⅲ.①抑郁障碍-防治 Ⅳ.
①R749.4

中国版本图书馆 CIP 数据核字(2014)第 224840 号

抑郁障碍共病:理论与实践

出版发行	东南大学出版社	
出 版 人	江建中	
责任编辑	褚 蔚(TEL:025-83790586)	
社 址	南京四牌楼2号(邮编:210096)	
网 址	http://www.seupress.com	
经 销	全国各地新华书店	
印 刷	南京玉河印刷厂	
开 本	700mm×1000mm 1/16	
印 张	11.5	
字 数	213 千字	
版 次	2014 年 10 月第 1 版	
印 次	2014 月 10 月第 1 次印刷	
书 号	ISBN 978-7-5641-5229-1	
定 价	29.00 元	

序一 抑郁障碍共病：从研究到临床

《抑郁障碍共病：理论与实践》的作者邀我作序，我详细地阅读了全稿，感到该书与目前已经出版的专著相比，有其独特的写作方法和思路观念。不论是编写方式，还是编写内容，都很独特，尤其是针对抑郁障碍共病问题中的难点、热点和疑点问题，提出的有关评论，很有见地，也很有新意。我感到非常欣慰。作者袁勇贵是一名年轻的博士生导师，从医生到科主任，从精神科专家到学科带头人，经历了不平凡的努力过程，取得了显著的成果，《抑郁障碍共病：理论与实践》的编写出版，就是一个例证。作者早在1999年攻读研究生期间就开始从事焦虑和抑郁障碍共病的研究和临床工作，这些年来一直在关注精神科重要的临床问题：抑郁障碍与常见精神障碍（如焦虑障碍、人格障碍、物质滥用、Alzheimer病等）及躯体疾病共病，十多年不懈地进行了系列研究，终于有机会和有条件完成国内首部抑郁障碍共病的研究著作，深感欣慰，又圆了自己的一个梦……十多年的研究，虽然非常艰辛，但所有心血的投入都是值得的，在研究过程中，他注重立题的创新性和实用性，方法的严谨性和规范性，使成果具有前沿性和应用价值，已在国内外公开发表相关论文100多篇，在这本书中将详细论述。本专著重点介绍了抑郁障碍共病的系列研究，另外，本书也对临床上近年来逐渐引起关注的抑郁障碍与ADHD共病、人格障碍共病、物质障碍共病进行了介绍。该书是国内第一部研究抑郁障碍共病的专著，对提高我国共病防治与诊断水平具有重要的指导作用。

抑郁障碍共病的临床表现复杂多样，可能是一个异质性疾病，与其他精神障碍具有较高的共病率，因而容易误诊，成为困扰广大临床工作者的一大难题。抑郁障碍还常常与其他精神疾病和躯体疾病共患，而共患疾病的存在，使患者具有症状重、病程慢性化、社会功能损害重、自杀率高和预后差等特征，增加了患者的治疗难度、医疗费用和住院时间，不仅增加医疗机构的负担，而且增加医疗支出。什么是共病？当某人表现出的症状符合多重诊断，我们就称之为共病。有些临床医师认为共病适用于所有同时表现出两种截然不同障碍的患者，但更多人同意这样一个观点：即对于真正的共病诊断而言，不同障碍之间是不会互相影响的。在21世纪，精神障碍患者有很高的共病率。对于某些疾病，共病率超过50%。20世纪90年代早期，美国进行全国共病率普查发现：在15~54岁的人群中，48%的人在一生的某个阶段至少患有一种精神障碍，27%的人至少患有两种精神障碍，14%的人患有三种或三种以上的精神障碍。经过进一步统计，在至少患有一种障碍的人群中，有超过半数的人还至少患有另一种精神障碍。在成年人群中，诊断为精神疾病的人口比率占总人口的14%。鉴于精神疾病会对社会造成沉重的负担，我们每位精神卫生专业人员更应该努力做好共病诊断这项工作。

多项研究结果表明，在评估中采用非结构式访谈的医师，与采用结构式、系统和全面访谈模式的医师相比，作出的诊断更少。作出共病诊断除了有利于全面地描述患者疾病的表现外，更有一些重要意义：(1)共病诊断有利于确定治疗的范围。如果诊断不全面，治疗也会相应地受到影响。两种障碍需要同时治疗，而这种治疗方案的确立取决于早期、全面的诊断。具有两方面的情况：其一，对于同一名患者来说，一项诊断的确立可能会对另一种障碍的治疗过程产生影响，尤其是两种障碍所使用的治疗药物之间存在交互作用时；其二，该患者可能同时患有另一种躯体疾病(如糖尿病)，治疗精神障碍的药物可能会使患者的躯体疾病恶化。(2)对预后的影响。如果患者存在双相障碍和焦虑障碍共病的情况，那么患者可能会起病更早、病程更长、对传统的心境稳定剂反应不良、自杀风险更高，以及比单纯的双相障碍患者的生活质量更差。如果想有效地预测多重诊断的交互作用，我们必须首先要早期识别。(3)共病诊断有助于对易感障碍作出预测，从而采取措施预防。例如，对于双相障碍患者而言，即使患者目前没有使用药品的迹象，但也要特别警惕其以后发生物质滥用的可能性。(4)有些研究者提议共病意味着不同障碍之间享有共同的精神病理基础。如果研究证实这一观点是事实，我们就应该着眼于找出它们的核心病因，而不是致力于分离的诊断。

实际上，共病的临床表现远非教科书所描述的那样简单，特别是许多共病患者的症状及演变过程并不符合教科书上所描述。受此影响，许多医师不能正确识别某些非常见的不典型症状，从而影响了正确诊断。再者，随着神经生物学、神经生理学、神经药理学和医学影像学的快速发展，人们对共病的病因、发病机制和治疗有了长足进展，但都散布于各专业医学期刊中，国内尚无内容详细、全面的专著出版，远远不能反映其临床表现的复杂性、多样性和异质性，以及治疗的困难性、系统性和研究进展的新颖性，难以满足广大精神卫生工作者全面了解共病的现象学、病原、病机，掌握最新治疗技术的需求，亦难以满足数量众多的患者及家属了解知识、提高对共病的认识以及自诊、自助的要求。本书一是将那些零散的真知灼见集结成册，将国内外最新进展情况系统地介绍给大家；二是结合作者多年的临床工作经验，将大量的临床描述或讲解给大家，以保证对抑郁障碍共病复杂现象学描述的全面性。因而，本书既具有全面性和系统性，又能保证内容的新颖性和领先性，既有广度又有深度，可供广大精神卫生专业人士进一步提高对抑郁障碍共病的认识和临床之用，也可供广大心理学、精神病学和精神卫生学专业的本科生、研究生阅读，同时还可满足广大患者及家属自诊、自助之需。

本书的特色：(1)为国内第一部共病的专著，既有全面、系统的临床现象学描述，又有国内外最新研究进展的系统介绍，既保证了内容的全面性和系统性，又保证了内容的新颖性和领先性。(2)本书对共病的发病基础进行最新研究进展和临床治疗的详细介绍。(3)在进行全面、详细的专业内容介绍外，对这一类疾病的研究和治疗，其中包括对一般公众进行宣传教育介绍，以供患者、家属了解相关知识。

本书作者既具有多年的临床工作实践和科研经验，又有多年的精神医学本科生、研究生专业教学经验，本书是作者以前共病临床、科研和教学的职业生涯小结。本书无金科玉律，不循规蹈矩，不是面面俱到的百科全书，而是遵循求新、求深、求精，宁缺毋滥的原则；遵循经典理论、前沿进展和临床实践平分秋色的原则；遵循既要继承传统，又有创新意识的原则。对于各章节的结构编排，也是强调形式服从内容，不搞削足适履，不求千篇一律；有话篇幅不限，无话惜墨如金。厚此薄彼之处，恰恰是编者用心良苦和匠心独具之所在。本书每一章节几乎都是一个独立的研究专题，自成一体。内容上既详细地介绍了各种重要的学术观点和最新动态，又适当地体现了作者个人的学术见解、研究成果和写作风格，力求全面反映该学科领域最前沿的新概念、新知识、新方法和新成果，具有启发性、针对性和指导性，特别适合医学院校师生学习使用、研究生攻读，也非常适合所有爱思考、好钻研、求进取的临床、教学和科研人员阅读。本书构思实用，观点实际，写法实在，书中涉及的有关问题非常实际，提出的观点也非常实际。作者是年轻的精神病学专业博士生导师,也是中华医学会学心身医学分会的副主任委员,曾在中华医学会精神病学分会上担任"抑郁症共病"分会场主席,是年轻的研究者、学者和精神病学专家。青出于蓝而胜于蓝,正是中国精神病学希望之所在,欢迎后浪推前浪,鼓励后来居上,这正是我们这些导师们最希冀看到的结果。

　　全书是作者十余年从事共病临床实践的经验总结,又融入了许多新的来自不同学科甚至不同国家地区的抑郁障碍共病诊治理念,亦可作为抑郁障碍共病临床诊疗指南共识。该书的面世,必将使我国从事精神病学专科医务人员对抑郁障碍共病能有更深刻的了解,提高我国抑郁障碍共病防治与诊断水平,造福于广大的患者。

吴爱勤
（中华医学会心身医学分会主任委员）
2014 年 9 月 8 日于苏州

序二 从焦虑和抑郁的关系谈共病

对于抑郁和焦虑两组症状群之间的关系，早在1934年Lewis就提出两组症状的连续性，英国Newcastle学派的Roth也把两组症状群之间的联系看作情感障碍分类的核心部分。临床上确实存在这一组中间状态，如抑郁障碍伴阈下焦虑（Da），混合性阈下焦虑抑郁障碍（ad），焦虑障碍伴阈下抑郁（Ad）及焦虑和抑郁障碍共病（AD）。据美国共病调查，当前广泛性焦虑障碍共患躁狂抑郁症的发生率为39%，恶劣心境22%，具有终生广泛性焦虑障碍诊断的患者中，共患躁狂抑郁症占62%，共患恶劣心境39%，惊恐与抑郁共病高达60%，临床上也是相当常见。

国外上世纪七八十年代精神科专业人士开始关注焦虑与抑郁的不同，两者共病使临床关系变得复杂，临床表现不典型，共病不仅在精神科领域、神经科领域、甚至内科各类躯体疾病同存，症状模糊，病程迁延，自杀危险性增加，使患者就诊途径更加盲目，直接影响患者的治疗与结局。

随着现代"生物—心理—社会"医学模式的发展，共病将给临床的诊断和治疗带来变革，在实践中遇到疑难杂症要考虑有无合并其他疾病存在的可能。但10多年来国内虽然有"共病"相关文献发表，甚至中华精神科学会也举办过"有关共病的专题学术论坛"，但至今没有一本有关抑郁障碍共病的专著问世。本书作者涉及共病最早，自20世纪末即开始进行焦虑与抑郁障碍的共病研究，从其临床表现、诊断标准、发病机理（防御机制、人格特征、家庭环境、社会支持、遗传学、生化学、神经电生理、神经影像学）等多个层面进行了系列文献综述以及临床研究，积累了相当丰富的理论和实际临床经验。

该书较为通俗、系统、全面、科学的阐述精神科、神经科、内科领域的共病，从理论上论述共病的概念，共病诊断的意义，抑郁与其他精神障碍及躯体疾病，特别涉及近些年来研究热点——抑郁与卒中，抑郁与老年痴呆等等，这一著作问世将会指明精神、神经、内科临床的疑点、难点，为广大医务人员及有关患者指点迷津，将会提高临床医生对共病的识别和诊断的一致性，及时采取有效治疗，并为合并用药提供理论依据，对改善患者的社会功能将起到非常积极的推动作用。躯体疾病与焦虑、抑郁共病是综合医院常见的心身障碍，超过 2/3 的心身障碍患者就诊于综合医院，而综合医院的医生缺乏心身障碍的识别诊断与处理能力，导致漏诊、误诊，进行不必要的检查，造成医疗资源的浪费，本书在这方面特别具有重要的实践意义和应用价值。

值得指出的共病的研究受许多因素的影响，作者从样本、分类系统、评估因素、临床评定（评定方法与工具）等存在问题叙述详尽具体，为今后深入研究提供参考。

尽管共病已被研究多年，具有理论意义，又具有实际应用价值，但与传统疾病相比，还是个年轻的概念，而要不断实践与探讨以完善其病因与发病机制。临床实践中共病不仅限于作者所述，尚有常见疾病与共病（如巴金麦氏病、心脑血管病等）未包括在内，建议今后继续收集相关资料，以充实本书内容。

张心保

2014 年 9 月 6 日于金陵

前　言

随着现代社会飞速发展,新变革新体制层出不穷,生活节奏加快,竞争观念加强,新旧意识争斗,人际关系矛盾复杂,人类面临的应激源大量增加,使得抑郁障碍的发病率呈急剧上升趋势。因此,有人说,21世纪是"抑郁的年代"。我国最新的流行病学调查显示,抑郁障碍的患病率为2.1%,据此估计有2 600万人罹患此病;世界卫生组织(WHO)报告,到2020年MDD的疾病负担将在所有疾病中排到第二位。《SCIENCE》杂志也将2012年10月的神经科学专刊的主题定为"抑郁障碍",认为抑郁障碍是一种毁灭性的疾病,已经成为严重影响个人心身健康和社会发展的重要公共卫生问题。严重的抑郁障碍患者中有25%的患者因自杀而结束生命。

抑郁障碍还常常与其他精神疾病和躯体疾病共患,而共患疾病的存在,使患者具有症状重、病程慢性化、社会功能损害重、自杀率高和预后差等特征,增加了患者的治疗难度、医疗费用和住院时间,不仅增加医疗机构的负担,而且增加医疗支出。此外,共病患者的劳动能力下降更严重,经常休病假或旷工。仅据美国资料,由此而导致的损失每年为400多亿美元。至于因病给患者本人及其家庭带来的痛苦,则更难以用言语描述。这已引起临床医师和政府部门的重视。

躯体疾病共患抑郁障碍也已成为临床医生最为头疼的临床问题,它显著增加了这类患者的诊治难度。据统计,内科住院的患者中有22%～33%的患者可诊断出患有抑郁障碍。一些慢性疾病患者,如心脏病、癌症、慢性肺病、脑中风患者发生抑郁障碍的比例明显增高。基于此,国内外的专家一致呼吁,要重视对这一类疾病的研究和治疗,其中包括对一般公众进行宣传教育。

本人早在1999年起就在吴爱勤教授和张心保教授的指导下对焦虑和抑郁障碍共病问题进行研究,2003年在中华医学会精神病学分会上与上海的施慎逊教授共同担任"抑郁症共病"分会场主席,这些年来一直在关注这一占据精神科临床

1/3"江山"的重要临床问题,发表相关论文近 100 篇,重点关注抑郁障碍与常见精神障碍(如焦虑障碍、Alzheimer 病、人格障碍、物质滥用等)和躯体疾病共病,在本书中一一进行详细论述。另外,本书也对临床上近年来逐渐引起关注的抑郁障碍与 ADHD 共病进行了介绍。

　　由于本人的能力有限,观点难免有些偏颇之处,希望广大读者与同行予以斧正。

袁勇贵

2014 年 9 月

目 录

第一章　概　述

第一节　关于共病

　　早在 1970 年，美国耶鲁大学流行病学教授 Feinstein 首次提出了"共病（comorbidity）"这一概念，用于解释复杂的临床现象，并将它定义为："同一患者患有所研究的索引疾病之外的其他任何已经存在或发生在索引疾病过程中的疾病"。Winokur（1990）作了这样的概括："广泛运用于精神科的共病这个词用来描述一种疾病的多种形式或两种综合征同存于一个个体是可能的，它是多种形式的一个方面"。根据 Winokur 的描述，他将共病的概念扩大到了共存的综合征。

　　共病，在精神病学领域是一个尚存争议的问题，指的是多个独立精神疾病共存的表现，是指一个病人符合一种以上综合征的诊断标准，而有多个诊断。这些多个诊断涉及病人的全部症状、体征和病程。

　　就焦虑和抑郁而言，两者之间的关系很早就为人所注意。1934 年 Lewis 就提出了两组症状间的连续性，认为焦虑症状从整体或部分上是抑郁的一部分。Mendels 等（1972）的研究则指出焦虑与抑郁的关系有下述几种可能：①两者有共同的生物学基础，症状也很近似；②两者是对致病因素的同一反应，而特征性症状是人格的病理塑形作用的结果；③两者不同，原有疾病随着病情加重和病程迁延，其中的任一种都可以出现另一种的继发症状，换言之，慢性焦虑症病人可有继发性抑郁症，慢性抑郁症病人可有继发性焦虑症。英国 Newcastle 学派的 Roth（1981）也把两组症状群之间的联系看作是情感障碍分类的核心部分，即绝大部分抑郁病人存在焦虑，绝大部分焦虑病人也存在抑郁。后来 Newcastle 学派对住院病人和门诊病人的一系列研究得出抑郁和焦虑应清楚地区分开。这一观点也得到了美国许多相似研究的证实。

　　目前抑郁和焦虑的分界已被国际所接受，它也是 DSM‐Ⅳ 和 ICD‐10 的重要特征。这一分类也被家系研究和关于这些障碍的病程和预后的研究所证实。然而，两组症状之间的连续性从来没有被忘记，因为临床上确实存在着大量中间状态（in-between），如抑郁障碍伴阈下焦虑（Da）、混合性阈下焦虑抑郁障碍（ad）、焦虑障碍伴阈下抑郁（Ad）和焦虑和抑郁障碍共病（AD）。大量研究证实，各种形式的焦虑抑郁共存综合征（AD、Da、Ad、ad）与单一的焦虑或抑郁障碍（A、D、a、d）相比，无论临床表现、严重程度、自杀率、预后和治疗等方面均有不同，前者具有症状重、病程慢性化、社会功能损害重、自杀率高和预后差等特征。从经济角度考虑,各种形式的焦虑抑郁共存综合征需要更多的医疗服务,对医疗资源来说是一个沉重的负担。它还会使用于心理卫生问题、临床疾病和预防自杀的健康服务费用升高30%~60%,使用于残废和福利的费用升高。因此,20世纪80年代以后,随着描述性的精神疾病诊断标准和操作性较强的评定工具问世,出现了大量关于精神疾病共病现象的研究。90年代以后,共病的研究(特别是焦虑和抑郁障碍共病)成了精神病学领域最受关注的问题之一。就焦虑(A)和抑郁(D)的关系而言,它们有四种共存形式,即抑郁障碍伴阈下焦虑(Da)、混合性阈下焦虑抑郁障碍(ad)、焦虑障碍伴阈下抑郁(Ad)与焦虑障碍和抑郁障碍共存(AD),其中仅AD为焦虑和抑郁障碍共病。

第二节 精神障碍的诊断标准与共病

一、精神疾病诊断的特殊性和复杂性

精神疾病的诊断,与其他各科相比更为复杂及困难,究其原因可能与下述因素有关:

1. 大多数精神疾病,尤其是精神分裂症等非器质性精神障碍,迄今病因未明,目前尚缺乏特异性的生物学指标。

2. 精神疾病不同于躯体疾病,除一小部分器质性精神障碍外,多数病种或病例在体格检查、神经系统检查及实验室检查中,并无特征性的阳性发现。

3. 由于慢性起病者居多,疾病潜隐且表现复杂多样,不典型病例的比例有增多趋势,并且两种及其以上疾病状态的混合存在,也为精神科疾病的早期识别、确诊及鉴别诊断工作增加了难度。

4. 不同时期、不同地区和不同文化人群的疾病表现不尽相同,从而增加了诊断交流的难度,也影响了诊断的稳定性。

5. 近十多年来精神疾病的分类及诊断标准的概念在不断地变化,也为临床医生的诊断增加了困难。

二、从DSM-Ⅲ到DSM-5

过去的分类系统,比如美国精神障碍诊断与统计手册第3版(DSM-Ⅲ),因为它的等级排除标准不允许一个病人有一个以上的轴Ⅰ诊断,故阻止了人们对共存综合征的认识。在DSM-Ⅲ等级诊断系统中,某些高一级诊断出现,其他诊断就归入这一高级诊断之下。当一个病人表现出多种临床特征时,所有症状都认为是一种主要诊断的表现,比如在DSM-Ⅲ中情感障碍较焦虑障碍的等级为高,当

临床医生认为惊恐发作是属于抑郁症的表现,则尽管存在惊恐发作也不能诊断为惊恐障碍。

DSM-Ⅲ的等级排除标准模糊了独立的焦虑障碍(包括惊恐障碍)的诊断,事实上并不能证实焦虑障碍继发于抑郁障碍。在DSM-Ⅲ-R中,允许临床医生在一个病人存在多种不同的综合征时下多个诊断。这种诊断的改变持续到DSM-Ⅳ,当病情相当严重并影响到病人功能时,这些多个诊断中有一个是主要疾病,尽管其他诊断也存在着重要的临床意义。因此可以说,DSM-Ⅲ-R和DSM-Ⅳ比以前的诊断系统更加认识到了共病的重要性。

DSM-Ⅲ-R取消了等级排除标准,惊恐障碍可以作其他共存的精神障碍同时下诊断,特别是和抑郁症及其他焦虑障碍。这样共存的惊恐状态第一次得到了正确评价,不再含糊不清。为了避免混淆,重要的是要区别开"主要诊断"和"原发诊断"两个术语。在DSM-Ⅳ中,主要诊断保留给导致病人住院的疾病,对有多个诊断的门诊病人则是指导致病人本次就诊的疾病。对绝大部分病人来说,主要诊断或就诊原因也是最需重视和治疗的问题。原发诊断是指按照时间先后顺序先于其他诊断的诊断,然而另有人认为原发诊断指的是共病诊断中相对严重的疾病诊断。时间顺序和暂时第一位的问题是理解共病模式的核心。如果过去的精神疾病(目前处于恢复期)也被考虑为共病情况,则共病的发生率在不断升高。由于很难得到精确的终生精神疾病的诊断,通常只考虑同时存在的共病。原发的精神疾病必须存在一些症状才被考虑为一种共病综合征,而且当前的共病障碍也被认为比过去的共病障碍具有更大的临床意义。

而在2013年出版的美国精神障碍诊断与统计手册第5版(DSM-5)中废除了多轴诊断,但仍延续了DSM-Ⅳ中有关共病的概述,并在大多数疾病后面增加了共病这一项。

三、国际疾病分类第 10 版(ICD-10)

ICD-10关于记录一个以上的诊断的描述如下:建议临床医生遵循一个总的原则,即:概括临床表现时需要多少诊断就记录多少诊断。当记录一个以上的诊断时,最好将一个诊断放在其他诊断之前以表明其为主要诊断,同时注明其他任何辅助诊断或附加诊断。与诊断目的关系最密切者优先,在临床工作中它常是导致咨询或与健康机构进行联系的障碍。在多数病人是住院病人、门诊病人或日间医疗病人所需治疗的障碍。在另一些情况下,例如当回顾病人的整个病程时,最重要的诊断最好是"终生"诊断,而这个诊断可能不同于当前的就诊最相关的诊断(如一个慢性精神分裂症患者因为急性焦虑的症状而需要一段时间的治疗)。如果在记录几个诊断时对其顺序存在疑问,或诊断者不明确应当怎样利用资料,有一个有用的规则是根据诊断在本分类中的数字顺序加以记录。

四、从 CCMD－2－R 到 CCMD－3

中国精神障碍分类与诊断标准第 2 版修订版（CCMD－2－R）在使用说明中对同时符合两种或多种诊断标准的作了如下规定：

1. 按文中已有的说明或排除标准中的规定下诊断。

2. 按等级原则下诊断，如器质性精神障碍优先诊断，不再同时诊断非器质性精神障碍，精神病优先诊断，不再同时诊断神经症。

3. 某些诊断可以两者并列，如：①先有人格障碍或精神发育迟滞，后有其他精神障碍。②先有精神分裂症或情感性精神障碍，后有器质性精神障碍或精神活性物质与非依赖性物质所致精神障碍。③器质性精神障碍与精神活性物质所致精神障碍同时并存。④一种以上的器质性精神障碍（如多发梗塞性痴呆与脑外伤）。⑤一种以上的精神活性物质所致精神障碍。⑥一种以上的与心理因素有关的生理障碍或性变态。

4. 某些诊断不能并列，而以主要临床表现下诊断，如：①非器质性精神障碍和情感性精神障碍的各种类型。②神经症的各种类型。③人格障碍的各种类型。④某些儿童少年期精神障碍。

在中国精神障碍分类与诊断标准第 3 版（CCMD－3）的引言中称它的分类兼顾病因病理学分类和症状学分类，分类排列次序服从等级诊断和《ICD－10》分类原则，但在具体诊断时并未完全排斥共病诊断，它规定下列障碍可以并列诊断：①阿尔茨海默病性痴呆可与血管性痴呆共存，如果脑血管病发作叠加于阿尔茨海默病的临床表现和病史之上，可引起智能损害的突然变化，这些病例应作双重诊断；②尚未缓解的精神分裂症病人，若又罹患器质性精神障碍，及精神活性物质和非成瘾物质所致精神障碍，应并列诊断；③癫痫可并有癔症表现，此时应并列诊断；④有时厌食症可继发于抑郁症或强迫症，导致诊断困难，必要时需并列诊断；⑤有时贪食症可继发于抑郁症或强迫症，导致诊断困难，必要时需并列诊断；⑥睡行症可与夜惊并存，此时应并列诊断；⑦一种以上的性功能障碍可以并列诊断。

第三节　精神障碍共病研究存在的问题

尽管许多研究已证实，精神障碍中存在大量共病，并且共病研究具有重要的临床意义。但由于种种原因，很难找到可比较的有关共病研究的资料。影响共病研究的相关问题概述如下：

一、样本问题

1. 患病率

具有很高患病率的两种障碍,许多人只是偶然地患上了两种障碍。这种偶然共患的障碍可能影响人群中这些障碍共病的基础发生率。

2. 样本

临床样本的共病率很可能比普通人群高。因为患多个障碍的患者比患单个障碍的患者具有较高的寻求治疗的可能性,并且一个人由于一种特定的障碍寻求治疗的概率可能会因一种继发的共病障碍而升高。如 Galbaud du Fort 等(1993)发现,共患抑郁症的酒中毒患者比单纯的酒中毒患者具有更高的寻求治疗率。另外,难治性患者(因患有共病)倾向长期待在精神卫生机构,这可使临床医生产生一种错觉,认为临床样本的共病率比普通人群实际存在的高。

3. 社会阶层

共病评定应该考虑到所选择样本的社会阶层,因为同一社会阶层的人受到的危险因素相似,如果这些危险因素与两种疾病相关,那么这一阶层内发生两种障碍共病的概率就会升高。例如,据报道酒中毒与抑郁密切相关,抑郁症和酒中毒患者的家庭成员发生这两种障碍的危险因素要比一般人群高。但这可能仅提示在某一特定阶层人群中两种障碍均具有较高的基础共病率,并不同于真正的共病。同样,许多障碍都与较低的社会经济状况(SES)有关,故在低 SES 样本中的高共病率仅反映了偶然的共患率。

二、分类系统问题

1. 分类系统的范围

诊断系统的范围影响着共病的评定。当诊断分类的数量增多时,个体更可能符合多个诊断分类。比如,在 DSM-Ⅳ 中包括了咖啡因和尼古丁相关的障碍,这可能会导致普通人群中符合多个 DSM 诊断的百分比升高。

2. 分类系统的进一步细分

精神障碍共病在当前之所以备受重视,主要是功能性精神病、神经症、人格障碍、心理生理障碍、性变态等类疾病内部过度细分的副产物。例如:以往一个患头痛、头昏、阳痿和食欲不振等症状的病例,可以综合起来诊断为神经衰弱,现在则必须诊断为躯体形式障碍(疼痛障碍)、睡眠障碍、性功能障碍与其他进食障碍等,可见粗分是一个病,细分便成为几个病。总之,原来分类学上对某些功能性精神障碍的细分将导致这些障碍共病的增加。

3. 等级排除标准

等级排除标准对评定共病具有极其重要的影响。尽管目前最主要的两个

DSM 版本(DSM-Ⅲ-R 和 DSM-Ⅳ)已经取消了早期版本中的诊断等级,但它们仍存在两个一般的等级原则。首先,器质性障碍优先于其他障碍下诊断。比如,若惊恐发作是继发于甲减或甲亢,在 DSM-Ⅲ-R 中诊断为器质性焦虑综合征,在 DSM-Ⅳ 中诊断为一般躯体状况所致的焦虑障碍。其次,一些常见的精神障碍(如精神分裂症)较少见的精神障碍优先诊断,即使少见的精神障碍存在核心特征,也不下诊断。也就是说,同时诊断精神分裂症和心境恶劣是不可能的。另外,DSM 系统(包括 DSM-Ⅳ)还有一个主要诊断的规定,主要诊断是指患者本次寻求治疗的障碍。

4. 诊断阈值

分类系统还可以通过特定的诊断阈值来进一步影响共病的评定。这个问题在 DSM-Ⅲ-R 中已经提到,几种障碍如抑郁症、单纯恐怖、物质依赖和人格障碍具有较低的阈值(Frances 等,1990)。这种低阈值的存在可能会升高潜在的共病,因为许多个体很容易符合某种或几种障碍的诊断标准,因而患者符合一种以上诊断标准的概率升高了。

5. 诊断标准交迭

当相同的症状出现在几个不同障碍的诊断标准里时,会使共病的评定结果不一致。比如,很难根据主要抑郁症和边缘性人格障碍共有的情感症状将两者区分开,这将会导致两者较高的共病率。

三、评估因素

1. 晕轮效应

当诊断者认为某种障碍不可能与另一种障碍有联系,或认为某种障碍一定与另一种障碍有联系时,晕轮效应(Halo effects)会影响共病的评定。如一个诊断者认为 OCD 的诊断不能和边缘性人格障碍诊断共存,当 OCD 存在时会忽略了后者。再如诊断者认为 OCD 和强迫性人格障碍存在密切联系时,OCD 的存在会使诊断者倾向于也下强迫性人格障碍的诊断。

2. 患者因素

患者的回答倾向也能影响共病的评定。如在会谈过程中,患者可能了解到如果他回答"否",会谈时间将会被缩短。于是,具有神经质性格的患者为了达到与会谈者多谈一会的目的,常常将应回答"否"的问题回答成"是",这将会增加共病率。

3. 时间窗

诊断评定时所采用的时间窗对共病的评定也有重大影响。如,一个患者的终生共病率必定高于年共病率。

四、区分共病的界限

1. 将症状与共病区分开

评定共病的一个重要问题是断定是否一个症状(或一系列症状)是共病的标志,或仅是某种障碍可疑的相联系的特征。如,主要抑郁发作时躯体不适的存在可能会升高主要抑郁症和躯体形式障碍(如疑病症)的共病诊断。然而,只要认真地评估就会发现,患者的躯体不适常常只是主要抑郁症的一组症状。

2. 多形性

共病障碍可能是单纯障碍之一的一种更严重的形式。例如,一些研究提示,同时伴有惊恐发作的主要抑郁症可能比不伴有惊恐发作的主要抑郁症代表一种更严重的情感障碍形式。诊断者必须断定伴有惊恐的抑郁症是两个独立障碍的存在,还是仅是单纯障碍之一的一种多形性表现。Coryell 等(1988)报道,在主要抑郁发作期间经历惊恐发作的患者比无惊恐发作的主要抑郁患者表现出更多的抑郁症状和更慢性化的病程,尽管两组的情感和焦虑障碍家族史存在差异。有趣的是,两组患者的亲属中比惊恐障碍伴有继发抑郁的患者的亲属具有更低的焦虑障碍发生率,故他们认为同时存在主要抑郁和惊恐发作的患者是一种单一的多形式障碍,不同的是主要抑郁症伴有惊恐发作者比不伴有惊恐发作者更严重。

五、临床评定

在共病的全部评定过程中,一种障碍被断定比另一种障碍发病更早,这可能有助于确定两者的因果关系。下面几种策略能够被用于决定两种共存障碍关系的本质。

1. 纵向观察

如果临床医生想了解主要抑郁症和惊恐障碍的关系,可回顾两种障碍的病程。例如,患者最先经历了主要抑郁的反复发作,后来在抑郁发作中和两次抑郁发作之间发生了惊恐发作,并且也符合惊恐障碍的诊断标准。此时患者将被诊断为主要抑郁症和惊恐障碍共病。相反,如果只是在惊恐障碍后或惊恐障碍过程中患者满足了主要抑郁症的标准,这种情况升高了一种可能性,即抑郁是惊恐障碍的并发症,而不是一种独立疾病。

2. 家族史

临床收集患者的家族史资料是评定和了解共病本质的最有用的方法之一。家庭成员中存在或缺乏某种障碍有助于确定是否有真正的共病存在。比如,如果患者有 3 个一级亲属诊断为主要抑郁症,另 2 个诊断为惊恐障碍,家族中两种障碍均存在比只存在一种障碍更能清楚地解释为真正的共病。

3. 治疗反应

观察患者的治疗反应有助于阐明两种障碍共病的本质。比如,对患有边缘人格障碍和主要抑郁症的患者开展一短期的认知行为治疗，如果两种障碍均恢复了，表明边缘性人格障碍只是与主要抑郁症相关的特征。如果主要抑郁症恢复后边缘性人格特征仍存在，这提示患者患有两种不同的障碍。

六、评定方法和工具

选择不同的评定方法和工具对共病研究具有重要影响。

1. 结构式会谈问卷和非结构式会谈问卷

诊断和评估共病是外行或临床会谈者使用非结构式或结构式临床会谈进行的。非结构式会谈的一个好处是会谈更加随意，并受会谈者的临床知识和经验所驱使。它涉及病史的各个方面，包括标准结构式会谈不能获得的信息。相反，结构式会谈需要较少的临床判断，因而晕轮效应的影响较少；会谈者也很少受自己的偏见影响，并且结构式会谈也允许外行会谈者使用，这可减少临床时间和花费。

2. 会谈问卷和自评问卷

(1) 与会谈方法相比，自评方法会导致较高的患病率和共病。

(2) 自评测量比会谈具有更少的特异性。比如，Fechner-Bates 等(1994)发现流调抑郁量表(CES-D)能很好地区分 DSM-Ⅳ-R 临床会谈(SCID)中的焦虑病例，并且也能识别抑郁的发生率。然而，绝大多数具有 CES-D 高分的受试者并不符合 DSM 的抑郁症标准，而许多具有较低 CES-D 得分的受试者符合抑郁症的标准。

(3) 会谈问卷要求会谈者将病人在评估期间的行为考虑进去，并且创造一个机会澄清病人的反应，识别不一致性，以及评估暂时的和前后联系的因素。结果，一个会谈者能够精确评估两个障碍的发生时间，并且决定他们是否在时间上有交迭或是否它们中的一个先于另一个发生。然而，有证据表明，受试者经常被自评的一些问题搞混淆，部分是由于反向评分的条目。

(4) 自评法要比会谈简便，并且需要的时间较少。

(5) 使用会谈还是自评测量是由评估的目的、研究小组和资料的可得性来决定的。DSM-Ⅲ-R 人格障碍的结构式临床会谈(SCID-Ⅱ)结合了自评和会谈方法两个方面。首先使用自评问卷进行筛查，然后根据病人自评提示的内容作进一步会谈评定。

七、专业人员和非专业人员会谈

目前已有为专业人员和非专业人员会谈设计的评估工具。比如，复合性国际诊断会谈检查表(CIDI)是为非专业人员设计用于轴Ⅰ评估的，PDE 和 SCID-Ⅱ是为专业人员设计用于轴Ⅱ评估的。前者花费较少，但缺乏灵活性。

总之，共病的研究受许多因素的影响。当用一种公认的方式评估和研究共病的本质时,才具有显著的病因学、预后和治疗意义。

第四节　精神障碍共病的几种形式

精神障碍的共病常常有以下几种情况:

1. 精神障碍轴间共病

在 DSM 系统的不同轴之间疾病或综合征存在共病现象,如人格障碍与抑郁障碍、抑郁障碍与物质滥用共病等。

2. 精神障碍轴内共病

对于轴内疾病,如抑郁障碍与焦虑障碍等,但最好还是按照等级诊断的原则,先重后轻。

3. 精神障碍与躯体疾病共病

有两种情况,一是患者既有明确的躯体疾病,如慢性肾病、肝病等,同时患有明确的精神疾病,如精神分裂症、抑郁症等;两者之间没有必然的内在联系,这时候以"共病论"解释更为妥当,适合按共病处理。二是在躯体疾病的基础上出现一些焦虑或抑郁情绪或其他神经症样反应,或由脑器质性疾病如脑肿瘤等导致了精神症状,两者有因果关系和时间上的先后关系,这时应以"一元病论"解释,即诊断为躯体疾病所致精神障碍或脑器质性疾病所致精神障碍,而如果按共病处理是难以让人接受的。

4. 一种精神障碍与另一种阈下精神障碍共病

如患者存在两组症状群,一组抑郁症状群,一组强迫症状群,但其中前者从症状学、病程和严重程度方面均已达到了抑郁障碍的诊断标准,而强迫症状群却未能达到强迫障碍的诊断标准。从严格意义上说,这类患者是不能作出共病诊断的。

第五节　抑郁障碍共病诊断的意义

共病模式具有重要的临床内涵,遗憾的是在 DSM-Ⅲ-R 以前精神疾病的共病诊断被忽视了。事实上共病诊断非常常见,许多病例仅下一个诊断不能解释所有的精神病理现象。通过认识存在的一个以上的障碍,临床将能提供更全面的治疗。它至少有以下几方面的意义:

1. 提高诊断的一致性

在精神科临床病案讨论时常常会出现这样一种局面:不同医师对同一个病人常会出现多个不同的诊断。比如,对一个焦虑和抑郁症状同样突出的病人来讲,一部分医师认为应诊断抑郁症,另一部分医生认为首先考虑焦虑症,于是"公说公有理,婆说婆有理",争论不休,造成临床诊断一致性下降。由于目前大多数精神疾病缺乏特异性的生物学标志,分类只是一系列症状综合征的组合,而且从横断面看一个病人,会受到许多主观因素的干扰,很难确定谁原发、谁继发,而此时如果两组症状分别考虑均符合各自的诊断标准(排除标准除外),同时下两个诊断,并且将导致患者本次就医或最需解决的症状作为第一诊断,所有问题也就迎刃而解,诊断一致性也就提高了。

2. 改变诊断和治疗脱节的现状,为合并用药提供理论根据

许多病例仅下一个诊断不能解释所有的精神病理现象,通过认识存在的一个以上的障碍,临床将能提供更全面的治疗。在临床工作中我们经常会遇到以下情况:抗抑郁药合并抗精神病药、锂盐合并抗精神病药治疗精神分裂症,抗焦虑药合并抗抑郁药治疗抑郁症,可能原因是精神分裂症伴有心境障碍和抑郁症合并严重焦虑。可这不符合传统的精神病学用药原则,即尽量单一用药,特别是处理医疗纠纷时往往遇到麻烦。如果我们给予这些患者两个(或多个)诊断,那么多种疾病同时治疗,使用两种以上不同种类的药也就无可非议了。对于慢性、难治性病例,首先需考虑患者是否共患其他疾病,合并用药往往有效。

3. 有利于探讨共病的发病机制

共病的发病机制是一个复杂的问题。几种相互独立的疾病如果能够经常同时存在,可能有其内在联系。目前认为共病可能的发病机制有四种:(1) 一个人可因甲病引起乙病,接着又引起丙病,例如长期的焦虑引起抑郁,而后又产生物质依赖;(2) 两种疾病可互为因果,如焦虑可引起抑郁,抑郁反过来也可引起焦虑;(3) 一种关键的先决因素对不同的疾病有其特殊性,如某种人格障碍对形成多种精神障碍有一定的促进作用;(4) 一种或多种不同的关键先决因素都起作用。

以惊恐障碍为例阐述共病的发生模式:产生惊恐发作的先决条件有生物学的易感性、认知的易感性、分离性焦虑障碍、目前生活中的应激事件、境遇性的危险因素。共病的产生过程可分为6个期:第1期产生惊恐发作;第2期产生生物学和认知行为的改变;第3期产生惊恐障碍;第4期由回避行为导致群聚恐怖;第5期情绪低落达到抑郁程度;第6期由于不适当的寻求帮助方式而导致物质滥用或依赖。

以上是从理论上对共病病因机制的假设,也是今后研究的要点。

4. 与单一疾病相比,共病患者具有症状重、病程慢性化、社会功能损害重、自杀率高和预后差等特征。共病的研究,对评估治疗难度、医疗费用、住院时间以及疾病的预后具有重要的参考作用。

5. 为研究结果的不一致性提供可能的解释,也提醒研究者在设计临床试验时要考虑到共病的影响。如对惊恐障碍自杀问题的研究结果差异很大,自杀观念

和自杀未遂的发生率在 2%～27%,其原因就是部分研究控制了惊恐障碍患者共患的其他精神障碍(特别是抑郁和酒依赖),而其他研究未控制,共患的精神障碍增加了发生自杀观念和自杀未遂的风险。

6. 共病的研究必将引起诊断标准的改变,排除性诊断标准的正确性将受到挑战。

附:杨德森教授对共病的看法

杨德森教授认为,按照病因学或质别诊断分类原则,列出症状阶梯或等级,某些症状的存在即诊断优先,使功能性精神障碍内部保持单一诊断。而症状学或量别的诊断分类学原则,只要同时符合两个疾病的症状学诊断标准,即可在功能性精神障碍中同时给予两个或更多的诊断。共病的存在由来已久,但以往多见于一种功能性精神病与一种器质性精神障碍共病,而当前之所以备受重视,则主要是功能性精神病、神经症、人格障碍、心理生理障碍、性变态等类疾病内部过度细分的副产物,是精神科医师自寻麻烦、钻牛角尖的结果。当一个病人走出诊室时被告知一大堆的疾病诊断,他的心情肯定是不会好受的。幸而精神科许多药物是广谱适用的,增加诊断不一定要增加治疗药物的种类。(参见:杨德森. 精神症状与诊断. 临床精神医学杂志,1999,9:125 - 127)

参考文献

1. 中华医学会精神科学会,南京医科大学脑科医院. 中国精神疾病分类方案与诊断标准(第2版修订本)(CCMD - 2 - R). 南京:东南大学出版社,1995.

2. 袁勇贵,张心保. 共病诊断在精神科运用的价值探讨. 医学与哲学,2001,22:26 - 28.

3. 袁勇贵,吴爱勤,张心保. 从焦虑和抑郁的关系谈共病的诊断. 国外医学精神病学分册,2001,28:17 - 19.

4. 袁勇贵. 有关精神疾病共病研究的几点思考. 医学与哲学,2001,22:59 - 61.

5. 杨德森. 精神症状与诊断. 临床精神医学杂志,1999,9:125 - 127.

6. 李诚,宇红. 谈谈精神科合并用药问题. 临床精神医学杂志,1996,6:183 - 184

7. 陶林. 并存疾病的理论与实践. 中华精神科杂志,1999,32:60 - 61.

8. 翟金国,赵靖平. 精神疾病共病现象的辩证思考. 医学与哲学,2004,25:65 - 66,73.

9. 许友新. 神经症. 北京:人民卫生出版社. 1993.

10. 张明圆,朱紫青. 精神障碍的诊断学和鉴别诊断. 顾牛范,王祖承. 精神医学进修讲座(第3版). 上海:上海医科大学出版社,199:28 - 29.

11. American Psychiatric Association. Diagnostic and statistical manual of mental disorders (3ʳᵈ ed). Washington DC:APA,1980.

12. American Psychiatric Association. Diagnostic and statistical manual of mental disorders (3rd ed, rev). Washington DC: APA, 1987.

13. American Psychiatric Association. Diagnostic and statistical manual of mental disorders (4th ed). Washington DC: APA, 1994.

14. Angst J. Depression and anxiety: implications for nosology, course, and treatment. J Clin Psychiatry, 1997,58(suppl 8):3-5.

15. Asnis GM, van Praag HM. Panic disorser: clinical, biological, and treatment aspects. New York: A Wiley-Interscience Publication, 1995.

16. Coryell W, Endicott J, Andreasen NC, et al. Depression and panic attacks: the significance of overlap as reflected in follow-up and family study data. Am J Psychiatry, 1988, 145: 293-300.

17. den Boer JA, Ad Sitsen JM. Handbook of depression and anxiety: a biological approach. New York, 1995.

18. Galbaud du Fort G, Newman SC, Bland RC. Psychiatric comorbidity and treatment seeking. Sources of selection bias in the study of clinical populations. J Nerv Ment Dis, 1993, 181:467-74.

19. Kessler RC, McGonagle KA, Zhao S, et al. Lifetime and 12-month prevalence of DSM-Ⅲ-R psychiatric disorders in the United States. Results from the National Comorbidity Survey. Arch Gen Psychiatry, 1994, 51:8-19.

20. Nutt DJ. Care of depressed patients with anxiety symptoms. J Clin Psychiatry, 1999, 60(suppl 17):23-27

21. Nutt D. Management of patient of patients with depression associated with anxiety symptom. J Clin Psychiatry. 1997, 58(suppl 8):11-16.

22. World Health Organization. The ICD-10 Classification of Mental and Behavior Disorders: clinical description and diagnostic guidelines. Geneva: WHO,1992.

23. Wittchen HU, Essau CA. Comorbidity and mixed anxiety depressive disorders: is there epidemiologic evidence? J Clin Psychiatry. 1993,54(suppl 1):9-15.

24. Wetzler S, Sanderson WC. Treatment strategies for patients with psychiatric comorbidity. New York: John Wiley & Sons, Inc,1995.

第二章　抑郁障碍与焦虑障碍共病

第一节　焦虑和抑郁:三种理论模式解析

焦虑和抑郁是临床上常见的两组症状,在当前的诊断分类标准中两者是相互独立的疾病单元,而在实际工作中两者常常同时存在。早在 1976 年 Usdin 组织了一次关于抑郁和焦虑关系的专题讨论会,与会的专家们意见分歧较大。目前关于抑郁和焦虑关系不外有三种观点:①一元论,即连续谱论,认为焦虑和抑郁是同一疾病的不同表现形式;②两分论,认为焦虑和抑郁是两种不同性质的障碍;③三分论,认为焦虑和抑郁共病是一种不同于焦虑和抑郁障碍的独特的疾病实体。现就此展开讨论。

一、一元论

早在 1934 年 Lewis 就提出了两组症状间的连续性,认为焦虑症状从整体或部分上是抑郁的一部分。也有人认为焦虑和抑郁是在应激的情况下,由阈下焦虑(a)→焦虑症(A)→焦虑抑郁共存(ad、Ad、Da、AD)→抑郁症(D)逐渐发展而来的。支持一元论的证据有:

1. 流行病学

Sanderson 等报道,一半以上的抑郁症或心境恶劣者也存在着焦虑障碍,其中近 20％为广泛性焦虑(GAD),20％～30％符合惊恐障碍。另有报道,42％ GAD 在一生中有过至少一次抑郁发作,典型的是在首次 GAD 发作后不久发生抑郁,1/3 的惊恐障碍患者在一生中的某段时间有过重性抑郁发作,近 1/3 的患者先发生惊恐,1/3 以上的患者先发生抑郁,其余患者两组症状同时发生。

Rasmussen 等观察了 44 名 OCD 患者,其中 80％具有终生抑郁病史,30％符合抑郁症(MD)的诊断标准。Weissman 等发现 OCD 病人共患终生抑郁的危险达 12.4％～60.3％。Schneier 等研究发现大多数社交恐怖伴有其他焦虑障碍和抑郁,抑郁和心境恶劣的发生率为 29％,其中 71％患者的抑郁是在首次社交恐怖发生后出现的。

2. 临床表现的交迭

临床研究发现,焦虑和抑郁有许多相同的症状,如睡眠障碍,食欲改变,非特殊性心、肺或胃肠症状,注意力难以集中,易激惹,疲劳,没有精力,想到死或自杀。

3. 遗传因素

Munjack 和 Moss 等的家族性研究发现，惊恐和抑郁有家族性关系，即惊恐患者的一级亲属具有显著的发生抑郁、惊恐、恐怖和酒中毒的危险。Kendler 等研究发现广泛性焦虑和抑郁症在很大程度上具有共同的遗传因素，与一般的环境因素无关。Skre 等观察了 20 对单卵双生子和 29 对双卵双生子 GAD 患者，结果发现 GAD 和具有情感家族史的先证者的同胞有着相同的遗传特性。Parker 等也发现，早发性抑郁与焦虑家族史、儿童早期的焦虑表达和两种焦虑障碍（社交恐怖和强迫症）有关。

4. 生物学因素

（1）5-HT：Stahl 认为 5-HT$_{1A}$ 受体可能是焦虑和抑郁共同药理学上的联系。他认为丁螺环酮能同时抗焦虑和抗抑郁，是由于丁螺环酮可使突触间 5-HT 过多的焦虑患者 5-HT$_{1A}$ 受体功能下调，又可使突触间 5-HT 缺乏的抑郁患者 5-HT$_{1A}$ 受体功能上调，从而使 5-HT 功能达到平衡。

（2）内分泌：地塞米松抑制试验（DST）能反映 HPA 轴功能。大量研究证实，近 40%～50% 的抑郁患者 DST 脱抑制，而 GAD 的地塞米松脱抑制率也达 27%～38%，且脱抑制的 GAD 病人并不存在抑郁。

（3）神经解剖：有人通过 SPECT 和 PET 研究发现，焦虑症和抑郁症均存在额叶和颞叶功能下降，且与病情严重程度相关。

5. 治疗

抗抑郁药（TCAs、SSRIs、MAOIs）均对焦虑症状有效。BZD 类药物阿普唑仑也具有抗抑郁作用，而新型抗焦虑药丁螺环酮在大剂量时具有明显的抗抑郁作用。

6. 其他

许多躯体疾病（例如充血性心力衰竭、心肌梗死、脑梗死、甲亢和肠激惹综合征等），以及某些药物（例如抗胆碱能药物、抗结核药物、某些抗精神病药、酒精等），均可同时引起焦虑抑郁发作。另外，中枢神经系统中的一些物质改变例如 Ca^{2+} 过高、$VitB_6$ 缺乏、单胺氧化酶升高，均可引起焦虑和抑郁。

二、二分论

二分论是大多数人支持的观点，也是 DSM-Ⅳ、ICD-10 和 CCMD-2-R 的重要特征。这一分类也被许多研究所证实。

1. 流行病学

从流行病学来看，确实存在着焦虑和抑郁的单一症状。在 Munich 随访研究中，发现 D 的发生率为 5.0%，A 为 7.1%，d 为 2.4% 和 a 为 21.9%。文献报道的焦虑和抑郁共患率均不是 100%。

2. 临床症状

尽管焦虑和抑郁有许多相同的症状,但两者还是存在着一些特征性的症状。(1)起病年龄:焦虑症的好发年龄为16～40岁,尤以20岁为多;而抑郁症的起病可以是少年,也可以是老年。(2)基本心境:焦虑症是警觉性增高、害怕不安和紧张;而抑郁症是情绪低落、快感缺失和兴趣丧失;(3)抑郁症会有精神运动性阻滞,而焦虑症则无;(4)生物节律:抑郁症常有早醒,晨重夕轻;而焦虑症则以入睡困难为主,晨轻夕重。

3. 心理社会因素

Finlay-Jones 的研究显示丧失性的生活事件(如亲友死亡、流产等)与抑郁有明显的关系,而危险性的生活事件(如失业的威胁)与焦虑关系密切。Brown 的研究认为焦虑和抑郁都与童年的性虐待、被忽视或遭受暴力有密切联系,而成人所遭受的子女或配偶的死亡、离异、性虐待、暴力等,只与抑郁有密切联系。

4. 生物学因素

(1) NE:尽管有报道认为,抑郁症与下丘脑 NE 浓度降低有关。但 Post 等和 Sweeny 等则发现 MD 患者 CSF 中 NA 是与其焦虑程度而不是与抑郁程度呈正相关。另外,Watt 等也发现 MD 患者血浆儿茶酚胺浓度和焦虑严重程度明显相关,而与抑郁严重程度无关。

(2) 5-HT:早在 1965 年 Coppen,Shaw 等人就发现,中枢缺乏 5-HT 能引起抑郁。后来又有不少学者证实了这一结论。近年来研究发现,5-HT 功能在人和动物的焦虑反应中起着重要作用。Eison 认为,病理性焦虑可能是这些脑区存在着过度的 5-HT 能活性。另有报道显示,5-HT 系统损害或 5-HT 合成受阻在动物模型上起到抗焦虑的作用,也支持焦虑症 5-HT 能亢进。

(3) 内分泌:抑郁病人促甲状腺素释放激素兴奋试验(TRH-ST)多呈迟钝反应。而 Munjack 等对 52 例 GAD、41 例惊恐障碍和 14 例对照组的血清总甲状腺素、游离甲状腺素指数、三碘甲状腺原氨酸和促甲状腺素作了比较,结果各组间无差异。

(4) 胆囊收缩素(CCK):在中枢神经系统中 CCK 是数量最多的神经递质之一,其中以 CCK8 含量最高,大脑皮质和下丘脑含有丰富的 CCK,其次为垂体、海马、中脑、小脑扁桃体、脑干和脊髓后角。有资料显示,动物模型的焦虑反应和人类的病理性焦虑均涉及 CCK 系统。We(1995)证实,注射 CCKB 受体激动剂五肽胃泌素,GAD 的惊恐发生率为 71%,而年龄、性别与之配对的正常对照组为 14%,这表明 CCK 是人类正常焦虑反应的调节剂和中介者,与惊恐障碍、GAD 和其他病理性焦虑状态有关。

到目前为止,尚无情感障碍存在 CCK 改变的证据,仅发现 CCK 与精神分裂症患者的抑郁情绪改善有关。

(5) 神经肽 Y(NPY):最近,研究发现脑中 NPY 与焦虑的发生有关,焦虑患者脑脊液中 NPY 浓度降低。临床上某些 NPY 激动剂可被用于治疗某些焦虑。NPY 是否与抑郁障碍存在某种联系,目前尚未清楚。

(6) 神经电生理:谢世平等报道,皮肤电反应波幅在焦虑症者比抑郁症者和正常对照组显著下降,抑郁症组与对照组无差异;伴有焦虑的抑郁症者皮肤电反应波幅与对照组相比也明显降低,与焦虑症者差异无显著性;且皮肤电反应波幅与 HAMA 评分显著负相关。另外睡眠脑电图研究发现,抑郁症表现为快眼动睡眠(REM)潜伏期缩短;而焦虑症第Ⅰ、Ⅱ时相睡眠延长,REM 睡眠减少。脑电图研究发现,抑郁症的 α 功率的右/左比率降低,而焦虑症示 β 活动增加,α 活动减少。

5. 治疗

抑郁症以抗抑郁药(TCAs、SSRIs、MAOIs)为主,而焦虑症以苯二氮䓬类(BZD)药物为主。

6. 其他

抑郁症注射毒扁豆碱后病情恶化,ECT 和丁氨苯丙酮治疗有效,而焦虑症则否;相反,惊恐障碍静注乳酸钠、服用育亨宾和吸入 CO_2 均可诱发其发作,而抑郁症则否。

三、三分论

焦虑和抑郁共病是 20 世纪 90 年代精神病学领域较有争议的问题之一。与单纯焦虑或单纯抑郁相比,焦虑和抑郁共病患者具有症状重、病程慢性化、社会功能损害重、自杀率高和预后差等特征,故有人认为它是不同于焦虑症和抑郁症的第三种疾病。

1. 遗传学因素

Leckman 的研究表明,焦虑抑郁共病患者家族中焦虑障碍和心境障碍的患病率均增高。

2. 临床症状

焦虑抑郁共病患者较单纯焦虑或抑郁症相比,某些症状较重(如社交不适、回避、痛苦和自我评价低),某些症状较多(如内疚、早醒、厌食、快感缺失、自杀、注意困难和疲劳),某些症状较轻较少(如精神运动性阻滞和精神病性症状)。

3. 心理社会因素

Finlay-Jones 认为焦虑抑郁的共病与丧失性的生活事件和危险性的生活事件同时或先后发生有关。Brown 的研究则认为,当一个人在童年与成人期分别遭遇到性虐待、被忽视或暴力、子女或配偶的死亡、离异等不幸时则可导致焦虑抑郁的共病。另外 Clark 等通过大量的心理测验发现,焦虑和抑郁病人具有一种共同的神经质基础,表现为自卑、排斥、沮丧、害羞及情感痛苦。

4. 生物学因素

(1) 5-HT:为什么焦虑和抑郁常伴发? 喻东山认为,从 5-HT 受体亚型上来看,突触后膜 5-HT$_{1A}$ 和 5-HT$_2$ 受体激活均能致焦虑,而突触后膜 5-HT$_{1A}$ 受体阻断和 5-HT$_2$ 受体激活能致抑郁,提示焦虑和抑郁的 5-HT 机制中有部分重叠,即 5-HT$_2$ 受体功能均亢进。

(2) 血脂(TG)和胆固醇(Chol):Kuczmierczyk 等在药物治疗前,对 38 例伴有 GAD 的心血管病患者和 21 例同时伴有 GAD 和 MD 的心血管病患者的血清 Chol 和 TG 浓度进行了检测,结果发现前者的两项指标均显著升高。

(3) 免疫学:Keller 的研究发现伴有焦虑的抑郁症与不伴有焦虑的抑郁症相比,前者有免疫功能的增强。Andreoli 也发现,伴有惊恐障碍的重性抑郁者的淋巴细胞转化反应、T 细胞总数明显高于单纯抑郁组,提示有不同程度的细胞免疫功能的增强。

(4) 内分泌:Butlert 和 Nemeroff 综述了有关文献后认为,位于前脑边缘、脑干核(包括蓝斑)的神经元中存在促肾上腺皮质激素释放因子(CRF),能控制垂体前部的 ACTH 分泌和 HPA 轴活性,CRF 升高可产生各种体征和焦虑抑郁症状。当中枢给予 CRF 时,能产生许多体征和焦虑抑郁症状,包括性行为的减少、进食减少、睡眠紊乱及自主神经活性改变,故认为,神经元 CRF 分泌升高可能是焦虑和抑郁共病的基础。

(5) 神经电生理:Bruder 等对单纯抑郁和焦虑抑郁共病患者对照研究发现,焦虑抑郁合病患者的前脑区 α 不对称性与正常对照组存在着显著性差异,而单纯抑郁者则未见这一结果;在后脑区,焦虑抑郁共病患者显示出右后脑区比左后脑区具有更大范围的活动性,这可能与焦虑引起的右顶颞区高活动性有关。

5. 预后

Grunhaus 等研究发现,在充分抗抑郁治疗 3 周后,共病患者的有效率(15.0%)比单纯抑郁症患者低(53.0%)。Coryell 等在患者发病后随访 2 年,发现共病患者的症状缓解率(50.0%)也比单纯抑郁症低(74.0%)。

四、小结

目前的研究发现焦虑和抑郁在流行病学、临床现象学、遗传、生化、免疫、内分泌、电生理、影像学、治疗和预后等方面既存在着联系又有不同,但两者的关系到底如何,还有待于进一步研究证实。

第二节　焦虑和抑郁障碍共病的生物学研究

焦虑障碍和抑郁障碍共病成了 20 世纪 90 年代精神病学领域较有争议的问题之一，焦虑和抑郁障碍共病的遗传、生化、免疫、内分泌、电生理和影像学等方面的研究取得了长足的进展。

一、遗传学研究

Munjack 和 Moss 等的家族性研究发现，惊恐和抑郁有家族性关系，即惊恐患者的一级亲属具有显著的发生抑郁、惊恐、恐怖和酒中毒的危险。Kendler 等对弗吉尼亚的双生子进行研究，结果表明广泛性焦虑障碍（GAD）和抑郁症（MD）在很大程度上具有共同的遗传因素，与一般的环境因素无关，尽管与个体独特的环境因素有一定的联系，但其作用小于遗传因素。GAD 的遗传度大约为 30%，MD 的遗传度大约为 70%。Jardine 等的研究也支持上述结论。在以后几年的研究中，Kendler 等又发现抑郁与恐惧症之间的遗传学联系较松散，但与惊恐发作之间的遗传学联系较密切。Roy 等对双生子的研究发现，GAD 和 MD 具有家族聚集性，他们认为这只能用遗传因素来解释，即两者具有共同的遗传基础。这种聚集性可能源于 GAD 和 MD 之间的三种不同的关系：① MD 能导致 GAD；② GAD 能导致 MD；③ GAD 和 MD 是由共同的病因所致。Skre 等观察了 20 对单卵双生子和 29 对双卵双生子，他们均符合 DSM-Ⅲ 的 GAD 诊断标准，结果发现，GAD 和具有情感家族史的先证者的同胞有着相同的遗传特性，这表明两者可能存在着联系。Parker 等发现，早发性抑郁与焦虑家族史、儿童早期的焦虑表达和两种焦虑障碍（社交恐怖和强迫症）有关。另外，有人通过大量的心理测验发现，焦虑和抑郁病人具有一种共同的神经质基础，表现为自卑、排斥、沮丧、害羞及情感苦恼，这也支持焦虑和抑郁具有共同的遗传基础。

二、生化研究

1. 去甲肾上腺素（NE）

Mathew 等报道，GAD 与正常对照组相比，血浆儿茶酚胺浓度升高，尿中儿茶酚胺排出增多。Bullenger 等则发现状态性焦虑（state anxiety）和脑脊液（CSF）中的 3-甲氧基-4-羟基苯乙醇（MHPG）呈正相关，且有惊恐发作的广场恐惧症患者血浆 MHPG 也显著升高。而 Sheehan 等发现惊恐发作者尿 MHPG 比对照组高。尽管有报道认为抑郁症与下丘脑 NE 浓度降低有关，但 Post 等和 Sweeny 等则发现 MD 患者 CSF 中 NA 是与其焦虑程度而不是与抑郁程度呈正相关。另外，Watt 等也发现 MD 患者血浆儿茶酚胺浓度和焦虑严重程度明显相关，而与抑郁严重程度无关。

2. 5-羟色胺(5-HT)

早在 1965 年 Coppen，Shaw 等人就发现，中枢缺乏 5-HT 能引起抑郁，后来又有不少学者证实了这一结论。近年来研究发现，5-HT 在人和动物的焦虑反应中起着重要作用。根据 5-HT 能神经元的神经解剖位置，在下丘脑、丘脑、基底神经节、边缘系统，特别是下丘脑膈区和杏仁核，存在着某些主要的 5-HT 能通路。Eison 认为，病理性焦虑可能是这些脑区存在着过度的 5-HT 能活性。有证据表明，5-HT 系统损害或 5-HT 合成受阻在动物模型上起到抗焦虑的作用。选择性影响 5-HT 能活性的药物(如 5-HT$_{1A}$ 激动剂、丁螺环酮和伊沙匹隆等)在动物模型背侧缝核的 5-HT 能神经元的使用率下降，表现出抗焦虑效果。Graeff 研究得出，应激性刺激能激活下丘脑 5-HT$_{1A}$ 突触后受体，表现出适应性和保护性焦虑，而在前脑边缘部过分刺激 5-HT$_2$ 受体也可引起焦虑。那么，为什么焦虑和抑郁常伴发呢？喻东山认为，从 5-HT 受体亚型上来看，突触后膜 5-HT$_{1A}$ 和 5-HT$_2$ 受体激活均能致焦虑，而突触后膜 5-HT$_{1A}$ 受体阻断和 5-HT$_2$ 受体激活能致抑郁，提示焦虑和抑郁的 5-HT 机制中有部分重叠，即 5-HT$_2$ 受体功能均亢进。而 Stahl 则认为 5-HT$_{1A}$ 受体可能是焦虑和抑郁共同药理学上的联系。至于丁螺环酮为什么能同时抗焦虑和抗抑郁，Stahl 的解释是：丁螺环酮可使突触间 5-HT 过多的焦虑患者 5-HT$_{1A}$ 受体功能下调，又可使突触间 5-HT 缺乏的抑郁患者 5-HT$_{1A}$ 受体功能上调，从而使 5-HT 功能达到平衡。而喻东山则认为是由于丁螺环酮小剂量时能通过激活突触前膜 5-HT$_{1A}$ 受体抑制 5-HT 合成和释放降低突触后膜 5-HT$_{1A}$ 和 5-HT$_{2A}$ 受体功能，发挥抗焦虑作用；大剂量时除通过抑制 5-HT 释放而降低突触后膜 5-HT$_{2A}$ 受体功能外，还直接激动突触后膜 5-HT$_{1A}$ 受体功能，发挥抗抑郁作用。

因此，有人认为焦虑和抑郁共病现象可能是 5-HT 能神经元在不同的功能区不同的功能状态失衡的结果。

3. 苯二氮䓬(BZ)和 γ-氨基丁酸(GABA)

Petty 等发现双相情感性精神病患者血浆 γ-氨基丁酸(GABA)水平显著升高，而单相抑郁 GABA 水平显著下降。另有研究发现用乳酸盐诱导的惊恐小白鼠模型海马背缝部 GABA 合成受到了抑制。这些提示焦虑和抑郁均与 GABA 功能有关。

GABA 是哺乳动物 CNS 的一种主要的抑制性神经递质。它有两种受体：GABAA 受体与氯离子(Cl$^-$)通道偶联，GABAA 与 GABA 相互作用，则促使与其连接的氯离子(Cl$^-$)通道开放；GABAB 受体则与钙离子，可能还有 CAMP 偶联，协助其他神经递质的释放。当 CAMP 系统功能减退，可导致抑郁。

BZ 类药物发挥作用是通过脑内特殊的 BZ 受体，而后者是 GABA 受体复合物的一部分。有研究表明,GAD病人存在GABA-BZ受体复合物异常。目前周围性BZ受体(血小板和淋巴细胞)已经被广泛地研究。Weizman等报道,GAD病人血小板BZ受体位点密度减少,在长期安定治疗后这些位点密度升高。相似的是,Ferrarese等报道,GAD与正常对照组相比,淋巴细胞BZ受体浓度降低,安定治疗后恢复正常。在药理学上,周围BZ受体与中枢BZ受体不同,它们的意义尚不清楚。另一些研究者对中枢BZ受体的功能进行了研究。Roy-Byrne等研究了中枢BZ受体的敏感性,他们测量了快速眼球运动的速度,发现它部分受上丘脑部位的BZ受体控制。使用相同的方法,Cowley等在GAD病人身上发现中枢BZ受体的敏感性降低。

临床研究发现,BZ也具有部分抗抑郁作用,但是是如何发挥作用的,目前尚未清楚,可能与GABAB受体有关。

4. 胆固醇(Chol)和甘油三酯(TG)

有研究证实,长期的职业应激、自然灾害和急性精神创伤会使血浆Chol浓度升高。Hayward等测量了102例惊恐障碍和GAD患者的血浆脂质水平,发现惊恐障碍患者的血浆Chol浓度显著高于惊恐伴抑郁和正常对照组。Bajwa等也发现MD患者的焦虑障碍史(GAD、单纯性恐怖、惊恐障碍)与Chol浓度高度相关。Reifman等报道惊恐障碍患者的血清Chol浓度比混合性焦虑抑郁患者和单纯抑郁者显著增高。Kuczmierczyk等在药物治疗前,对38例伴有GAD的心血管病患者和21例同时伴有GAD和MD的心血管病患者的血清Chol和TG浓度进行了检测,结果发现前者的两项指标均显著升高。对以上结果有两种解释:(1)与交感神经系统有关。GAD的交感活性增加,使肾上腺素和皮质类固醇释放入血,后者与NE结合能升高脂蛋白脂酶的活性,结果导致血清自由脂肪酸的升高,后经肝脏转化成胆固醇。即GAD血清Chol和TG的升高是由于儿茶酚胺诱导的脂蛋白脂酶的活性改变所致。(2)混合性焦虑抑郁患者的抑郁症状对胆固醇升高起了保护作用。理由是:①有报道认为,伴有抑郁的焦虑患者的循环血液中儿茶酚胺浓度较低;②另有研究发现,抑郁与低胆固醇浓度有关;③Wardle研究发现低胆固醇与神经递质如5-HT之间存在某种特定的效应,而5-HT可调节情感行为。

三、免疫学

Keller的研究发现伴有焦虑的抑郁症与不伴有焦虑的抑郁症相比,前者有免疫功能的增强。Andreoli也发现,伴有惊恐障碍的重性抑郁者的淋巴细胞转化反应、T细胞总数明显高于单纯抑郁组,提示有不同程度的细胞免疫功能的增强。

四、神经内分泌

1. 下丘脑—垂体—肾上腺轴（HPA 轴）

Breier 等对健康志愿者在可控制或不可控制的应激条件下的情绪和神经内分泌功能的改变作了检测，结果发现，血浆 ACTH 和肾上腺素浓度在不可控制的应激条件下升高。这表明应激性生活事件可导致 HPA 轴功能失调，并伴随出现抑郁症状。

另外，地塞米松抑制试验（DST）也能反映 HPA 轴功能。近 40%～50% 的抑郁患者 DST 脱抑制，而精神病性抑郁者脱抑制率高达 75%～90%。在 GAD 中也有 27% 地塞米松脱抑制，门诊的惊恐病人脱抑制率达 10%。Avery 等发现 GAD 的地塞米松脱抑制率为 38%。Tiller 等发现 GAD 病人的脱抑制率为 27%，且脱抑制率的 GAD 病人并不存在抑郁。

Butler 和 Nemeroff 综述了有关文献后认为，CRF 位于前脑边缘、脑干核（包括蓝斑）的神经元中，能控制垂体前部的 ACTH 分泌和 HPA 轴活性，ACTH 分泌增加和 HPA 轴活性增强可产生各种体征和焦虑抑郁症状。在应激反应时，能使蓝斑去甲肾上腺素神经元的释放率升高，使实验动物产生焦虑。当中枢给予 CRF 时，能产生许多体征和焦虑抑郁症状，包括性行为的减少、进食减少、睡眠紊乱及自主神经活性改变。接受电休克治疗的抑郁症患者 CSF 中 CRF 浓度降低，与正常对照组服用地塞米松后一致，故有人认为，神经元 CRF 分泌升高可能是焦虑和抑郁合病的基础。

2. 下丘脑—垂体—甲状腺轴（HPT）

促甲状腺素释放激素兴奋试验（TRH‐ST）是检验 HPT 轴功能的方法，抑郁病人多呈迟钝反应。Extein 研究了 145 例未服药的抑郁症病人，其灵敏度为 56%，特异性为 93%。有关 GAD 甲状腺功能的文献较少，Munjack 等对 52 例 GAD、41 例惊恐障碍和 14 例对照组的血清总甲状腺素、游离甲状腺素指数、三碘甲状腺原氨酸和促甲状腺素作了比较，结果各组间无差异。

五、神经肽

1. 胆囊收缩素（CCK）

在中枢神经系统中 CCK 是数量最多的神经递质之一，其中以 CCK8 含量最高。大脑皮质和下丘脑含有丰富的 CCK，其次为垂体、海马、中脑、小脑扁桃体、脑干和脊髓后角。有资料显示，动物模型的焦虑反应和人类的病理性焦虑均涉及 CCK 系统。We(1995)证实，注射 CCK_B 受体激动剂五肽胃泌素，GAD 的惊恐发生率为 71%，而年龄、性别与之配对的正常对照组为 14%，这表明 CCK 是人类正常焦虑反应的调节剂和中介者，与惊恐障碍、GAD 和其他病理性焦虑状态有关。

有研究发现，CCK 与精神分裂症患者的焦虑抑郁情绪改善有关，但到目前为止，尚无情感障碍存在 CCK 改变的证据。

2. 神经肽 Y(NPY)

最近，分子神经生物学研究发现脑中 NPY 与焦虑的发生有关，焦虑患者脑脊液中 NPY 浓度降低。临床上某些 NPY 激动剂可被用于治疗某些焦虑。NPY 是否与抑郁障碍存在某种联系，目前尚未清楚。

六、神经电生理

1. 皮肤电反应

Hoehn-Scric 等将符合 DSM-Ⅲ-R 的 GAD 妇女与正常对照组在休息时的皮肤电活动(皮肤电导)等指标作了比较，结果发现女性 GAD 皮肤电反应显著减弱。谢世平(1998)等报道，皮肤电反应波幅焦虑症比抑郁症和正常对照显著下降，抑郁症与对照组无差异；伴有焦虑的抑郁症皮肤电反应波幅与对照组相比也明显降低，与焦虑症差异无显著性；且皮肤电反应波幅与 HAMA 评分显著负相关。

2. 定量脑电图

Davidson 等、Henrigues 等、Tucker 等研究发现，短暂心因性抑郁、亚临床抑郁的学生和现患或曾患抑郁患者的前脑区左侧比右侧有着更高的 α 功率，同时他们还发现，在顶部右侧比左侧活动性降低。而其他研究却未能发现顶区的不对称性。Heller 等认为某些 EEG 研究未能发现抑郁症右顶活动性减少的证据是由于焦虑的影响；另外他还推测，焦虑抑郁合病和单纯抑郁患者在后脑区有着相反的 α 不对称性。Bruder 等对单纯抑郁和焦虑抑郁合病患者对照研究发现，焦虑抑郁合病患者的前脑区 α 不对称性与正常对照组存在着显著性差异，而单纯抑郁者则未见这一结果；在后脑区，单纯抑郁患者右侧比左侧有着较低的活动性，与 Davidson 等人的报道一致；与此相反，焦虑抑郁合病患者显示出右后脑区比左后脑区具有更大范围的活动性，这可能与焦虑引起的右顶颞区高活动性有关。

另外，有人认为抑郁症前部脑区的 α 不对称性与获益或损失行为的程度有关，左前区活动性减少被认为与获益行为缺乏有关，右前区活动性与损失行为有关，而异常的顶部 α 不对称性被认为是认知缺陷的证据，是右后脑区功能障碍的指标。

七、神经影像学

1. CT 和 MRI

Rbinson 等报道左半球中风较右半球更易引起抑郁，尤其是左额叶。Lohr 和 Goodwin 等统计发现，10%～30% 的情感障碍有室/脑比率(VBR)扩大。Dietch

发现左额顶部肿瘤与惊恐有关。Maricle 等发现右下丘脑旁梗塞与惊恐障碍有关。Ontiveros 等发现对乳酸盐敏感的惊恐障碍患者右中颞叶畸形比对照组大。

2. PET 和 SPECT

PET 和 SPECT 不但可用来测量脑血流(CBF),也可直接测量大脑基础葡萄糖或氧代谢率。Bench 等报道 33 例抑郁症患者左扣带回前部和左上额代谢率下降。Lesser 等发现抑郁症均有额叶代谢功能低下,且与病情严重程度正相关。Sabatini 等对多发性硬化病人的研究显示,伴有抑郁者的边缘皮质血液灌流量不对称,即左侧增加而右侧减少,且这种不对称性的程度也与抑郁严重度显著相关。

有研究发现,CBF 的变化也与不同的焦虑水平有关。Gur 等运用[133]氙吸入技术和 PET 发现,基础焦虑水平低的正常志愿者,随着焦虑的加重,CBF 增加;基础焦虑水平高者,随着焦虑的加重,CBF 减少;而中等度焦虑者比高或低焦虑者 CBF 变化更大。Wu 等使用 PET 观察了 18 名 GAD,结果发现与 GAD 代谢率高度相关的部位是枕部、颞部(右后颞)、前额(左前额回)和小脑,而且基底节、颞区和扣带回的绝对代谢率活性下降,杏仁和海马的代谢率也下降,但不具有显著性。

八、小结

目前的研究发现焦虑和抑郁在遗传、生化、免疫、内分泌、电生理和影像学等方面既存在着联系又有不同。焦虑和抑郁障碍共病现象到底是两种独立疾病在同一个体共存,还是有别于两者的一种新的疾病种类,或是一种疾病发展过程中的两个极端,还有待于进一步研究证实。但共病现象的研究对于精神疾病的分类、临床诊治等方面都有深远的意义。

第三节　焦虑和抑郁障碍共病的实证研究

本研究从临床现象学、心理学、社会学、生化和电生理学等多角度,探讨焦虑和抑郁障碍共病与单纯焦虑或抑郁障碍的关系。

一、焦虑和抑郁障碍共病的临床现象学研究

无论是正常情绪反应,或是处于精神病理状态之时,焦虑和抑郁症状往往相伴发生。在当前的诊断分类标准中,焦虑障碍和抑郁障碍是相互独立的两个疾病单元,临床研究和流行病学研究均发现两者具有很高的共患率(19.2%~50%)。那么,焦虑和抑郁障碍共病有什么临床特征呢? 本研究选择同时符合 DSM-Ⅳ 抑郁障碍和焦虑障碍两种诊断的病例进行研究,并与仅符合 DSM-Ⅳ 抑郁障碍或焦虑障碍一种诊断的病例对照,以探讨焦虑和抑郁障碍共病患者的临床特征,以及与单纯焦虑或抑郁障碍的区别。

(一) 对象和方法

1. 对象

75 例患者均为 1999 年 11 月至 2000 年 11 月期间在某三级甲等专科医院住院的病人。入组标准:①符合 DSM-Ⅳ 抑郁障碍、惊恐障碍和广泛性焦虑障碍的诊断标准;②性别不限,年龄范围在大于 18 岁、小于 65 岁;③经检查血象正常,心、肝、肾功能正常;④无精神分裂症、酒精和药物依赖病史,无脑器质性疾病和内分泌疾病史,排除妊娠期和哺乳妇女;⑤取得病人或家属同意后方可入组。

(1) 焦虑和抑郁障碍共病组(下称共病组):根据 DSM-Ⅳ 对共病的规定,将同时符合 DSM-Ⅳ 抑郁障碍和广泛性焦虑障碍(或惊恐障碍)诊断标准的患者归入本组,共 25 例,其中抑郁障碍和广泛性焦虑共病 21 例,抑郁障碍和惊恐障碍共病 4 例,原发诊断(主要诊断)均为抑郁障碍,女 20 例、男 5 例,年龄 28～65 岁。

(2) 抑郁障碍对照组(抑郁组):30 例患者仅符合 DSM-Ⅳ 抑郁障碍诊断标准,其中女 18 例、男 12 例,年龄 19～65 岁。

(3) 焦虑障碍对照组(焦虑组):仅符合 DSM-Ⅳ 广泛性焦虑障碍诊断标准的患者 14 例或惊恐障碍诊断标准的患者 6 例,共 20 例,其中男、女各 10 例,年龄 20～52 岁。

2. 方法

(1) 一般情况问卷及病史问卷:一般情况问卷收集患者的社会人口学资料,包括性别、年龄、受教育年限、职业、婚姻状况等;病史问卷收集患者的症状内容、严重程度、疾病行为与态度、病程及演变形式、起病年龄及发病因素、既往史、个人史、家族史以及治疗预后等情况。

(2) 汉密顿抑郁量表(HAMD):由 Hamilton 于 1960 年编制,本研究使用 24 项版本。HAMD 大部分项目采用 0～4 分的 5 级评分法,各级的标准为;⓪无;①轻度;②中度;③重度;④极重。少部分项目采用 0～2 分的 3 级评分法,其分级的标准为;⓪无;①轻度～中度;②重度。HAMD 可归纳为 7 类因子结构:①焦虑/躯体化:由精神性焦虑、躯体性焦虑、胃肠道症状、疑病和自知力等 5 项组成。②体重即体重减轻一项。③认识障碍:由自罪感、自杀、激越、人格解体和现实解体、偏执症状和强迫症状等 6 项组成。④日夜变化:仅日夜变化一项。⑤阻滞:由忧郁情绪、工作和兴趣、阻滞和性症状等 4 项组成。⑥睡眠障碍:由入睡困难、睡眠不深和早醒等 3 项组成。⑦绝望感:由能力减退感、绝望感和自卑感等 3 项组成。分界值按 Davis JM 的划分:总分超过 35 分为严重抑郁;超过 20 分为轻度到中度抑郁;小于 8 分为没有抑郁症状。

(3) 汉密顿焦虑量表(HAMA):由 Hamilton 于 1959 年编制,包括 14 个项目。HAMA 所有项目采用 0～4 分的 5 级评分法,各级的标准为;⓪为无症状;①轻;②中等;③重;④极重。HAMA 仅分为躯体性和精神性两大类因子结构。躯体性焦虑:由⑦躯体性焦虑、肌肉系统,⑧躯体性焦虑、感觉系统,⑨心血管系统症状,⑩呼吸症状,⑪胃肠道症状,⑫生殖泌尿系统症状和⑬植物神经系统症状等 7

项组成。精神性焦虑由其他 7 项组成。按照全国量表协作组提供的资料:总分超过 29 分,可能为严重焦虑;超过 21 分,肯定有明显焦虑;超过 14 分,肯定有焦虑;超过 7 分,可能有焦虑;如小于 6 分,病人就没有焦虑症状。量表由两名高年资住院医生评定,一致性检验 Kappa 值为 0.8。

(4)统计分析:将数据输入微机,制成 DBF 文件,运用 SPSS For Window 9.0 软件处理。计量资料的统计叙述用 M±SD 表示,计量资料的统计叙述用百分率(%)表示。统计推断分别采用 t 检验、X^2 检验、Spearson 等级相关分析、判别分析和聚类分析,界值定为 $\alpha=0.05$。

(二)结果

1. 一般资料

共病组中女性显著多于焦虑组,而与抑郁组相当;共病组的平均年龄和起病年龄均显著高于抑郁组和焦虑组;共病组的大专以上文化程度者显著多于焦虑组,而与抑郁组相当;共病组中脑力劳动者显著多于焦虑组,而与抑郁组相当。另外,三组患者在婚姻、发病诱因、精神疾病家庭史、现患心身疾病、发病次数等方面均无显著性差异。详见表 2-1。

表 2-1 三组患者一般情况比较(%)

	共病组 ($n=25$)	抑郁组 ($n=30$)	焦虑组 ($n=20$)
性别 女	20(80.0)	18(60.0)	10(50.0)*
男	5(20.0)	12(40.0)	10(50.0)
年龄(M±SD,岁)	46.4±9.2	37.4±11.3**	34.7±7.4**
起病年龄(M±SD,岁)	44.9±9.1	35.4±11.5**	32.9±7.3**
婚姻			
有配偶	23(92.0)	23(76.7)	17(85.0)
无配偶	2(8.0)	7(23.3)	3(15.0)
文化程度			
大专以下	15(60.0)	20(66.7)	18(90.0)
大专及以上	10(40.0)	10(33.3)	2(10.0)
职业			
脑力劳动者	18(72.0)	20(66.7)	5(25.0)
体力劳动者	7(28.0)	10(33.3)	15(75.0)
发病诱因(%)	22(88.0)	29(96.7)	19(95.0)
精神疾病家族史(%)*	8(32.0)	10(33.3)	3(15.0)
现患心身疾病(%)	10(40.0)	7(23.3)	5(25.0)

注:经 X^2 检验或 t 检验,与共病组比较,* $P<0.05$,** $P<0.01$

三组患者中具有抑郁症或自杀家族史的人数分别为 6 例(24.0%)、6 例(20.0%)和 0 例。

2. 临床表现

焦虑障碍和抑郁障碍常常表现为躯体症状,焦虑和抑郁障碍共病患者的躯体症状与焦虑组患者相似,而抑郁组在心脏症状和植物神经症状的发生率显著低于共病组。详见表2-2。

三组患者的生物学症状比较:共病组的生物学症状均较抑郁组高,但无显著性差异;而焦虑组在晨重夕轻的生物节律、早醒、体重下降、性症状、记忆/注意障碍和自杀意念/行为的发生率上显著低于共病组。详见表2-3。

3. 社会功能、自知力和求医行为

首先,在社会功能方面,共病组中不能劳动(工作)的人数占60.0%,显著高于焦虑组(10.0%)(P<0.01),尽管前者也高于抑郁组(36.7%),但无显著性差异;其次,在求医行为方面,共病组中主动求医人数只占40.0%,显著低于焦虑组(95.0%)(P<0.01),而与抑郁组(63.3%)相当;而三组的自知力无显著差异。共病组和抑郁组无一例有过急诊史,而焦虑组80.0%的人有过急诊史。详见表2-4。

4. 病程

从病程和发病次数来看,三组患者无显著性差异,但就疾病发作形式而言,共病组的发作形式以急性发作为主(52.0%),而抑郁组和焦虑组以慢性迁延为主(分别为46.7%和70.0%)。详见表2-5。

5. 临床用药和近期疗效

共病组和抑郁组分别有1例(4.0%)和5例(16.7%)单用抗抑郁药治疗,焦虑组无一例单用抗抑郁药治疗;焦虑组有2例(10.0%)单用抗焦虑药治疗,共病组和抑郁组均无一例单用抗焦虑药治疗。三组分别有24例(96.0%)、25例(83.3%)和18例(90.0%)使用抗抑郁药合并抗焦虑药治疗;三组分别有9例(36.0%)、5例(16.7%)和3例(15.0%)使用一种以上抗抑郁药治疗。另外,三组患者的起效时间无显著性差异;共病组的显效时间稍长于抑郁组(P>0.05),但显著长于焦虑组(P<0.01)。而出院时的显效率无显著性差异。详见表2-6。

表2-2 三组患者躯体症状按系统比较

	共病组 ($n=25$)	抑郁组 ($n=30$)	焦虑组 ($n=20$)
心脏症状	17(68.0)	11(36.7)*	14(70.0)
呼吸症状	4(16.0)	5(16.7)	7(35.0)
胃肠症状	12(48.0)	8(26.7)*	5(25.0)
泌尿系症状	8(32.0)	5(16.7)	3(15.0)
植物神经症状	12(48.0)	5(16.7)*	11(55.0)

注:经 X^2 检验,与共病组比较,* $P<0.05$

表 2-3　三组患者的生物学症状比较

	共病组 ($n=25$)	抑郁组 ($n=30$)	焦虑组 ($n=20$)
生物节律			
无	6(24.0)	16(53.3)	14(70.0)**
晨重夕轻	13(52.0)	9(30.0)	3(15.0)
晨轻夕重	6(24.0)	5(16.7)	3(15.0)
早醒			
有	25(100.0)	24(80.0)	8(40.0)**
无	0(0.0)	6(20.0)	12(60.0)
入睡困难			
有	20(80.0)	22(73.3)	15(75.0)
无	5(20.0)	8(26.7)	5(25.0)
体重下降			
无	5(20.0)	13(43.3)	11(55.0)*
轻度	7(28.0)	5(16.7)	6(30.0)
重度	13(52.0)	12(40.0)	3(15.0)
性症状			
无	8(32.0)	17(56.7)	17(85.0)**
轻度	4(16.0)	5(16.7)	1(5.0)
重度	13(52.0)	8(26.7)	2(10.0)
记忆/注意障碍			
无	11(44.0)	17(63.3)	17(85.0)**
有	14(56.0)	11(36.7)	3(15.0)
自杀意念/行为			
无	2(8.0)	8(26.7)	14(70.0)**
有	23(92.0)	22(73.3)	6(30.0)

注:经 X^2 检验,与共病组比较,* $P<0.05$,** $P<0.01$

表 2－4　三组患者的社会功能、自知力和求医行为

		共病组 ($n=25$)	抑郁组 ($n=30$)	焦虑组 ($n=20$)
社会功能				
工作(劳动)效率稍下降		0(0.0)	2(6.7)	5(25.0)
工作(劳动)效率明显下降		10(40.0)	17(56.7)	13(65.0)
不能工作(劳动)		15(60.0)	11(36.7)	2(10.0)**
自知力				
	完整	8(32.0)	9(30.0)	6(30.0)
	部分	6(24.0)	13(43.3)	9(45.0)
	无	11(44.0)	8(26.7)	5(25.0)
求医行为				
	主动	10(40.0)	19(63.3)	19(95.0)
	欠主动	9(36.0)	10(33.3)	1(5.0)**
	被动	6(24.0)	1(3.3)	0(0.0)
是否急诊	是	0(0.0)	0(0.0)	16(80.0)**
	否	25(100.0)	30(100.0)	4(20.0)

注:经 X^2 检验,与共病组比较,** $P<0.01$

表 2－5　三组患者的病程特征

	共病组 ($n=25$)	抑郁组 ($n=30$)	焦虑组 ($n=20$)
平均病程(M±SD)(月)	19.6±38.5	25.9±25.9	21.2±21.5
发病次数			
1 次	20(80.0)	23(76.7)	18(90.0)
2 次及以上	5(20.0)	7(23.3)	2(10.0)
疾病发作形式			
急性发作(%)	13(52.0)	9(30.0)	2(10.0)**
间隙发作(%)	5(20.0)	7(23.3)	4(20.0)
慢性迁延(%)	7(28.0)	14(46.7)	14(70.0)

注:经 X^2 检验,与共病组比较,** $P<0.01$

表 2-6　三组患者临床用药及起效时间、显效时间和近期预后比较

	共病组 ($n=25$)	抑郁组 ($n=30$)	焦虑组 ($n=20$)
单用抗抑郁药	1(4.0)	5(16.7)	—
单用抗焦虑药	—	—	2(10.0)
抗抑郁药＋抗焦虑药	24(96.0)	25(83.3)	18(90.0)
使用一种以上抗抑郁药	9(36.0)	5(16.7)	3(15.0)
起效时间（天）[a]	12.4±7.5	11.7±8.0	9.6±6.7
显效时间（天）[b]	52.2±21.2	42.2±17.1	32.9±20.6**
显效率（%）[c]	23(92.0)	26(86.7)	17(85.0)

注：[a] 指临床症状开始改善的时间；[b] 指症状大部分消失，自知力大部分恢复时的时间；[c] 指出院时疗效为痊愈和显进的患者占全部患者的比例。经 t 检验，与共病组比较，** $P<0.01$

6. HAMD 和 HAMA 评定结果

从 HAMD 总分分布来看，共病组绝大部分（72.0%）为严重抑郁，而抑郁组严重抑郁仅为 33.3%，焦虑组无一例为严重抑郁；从 HAMA 总分分布来看，共病组和焦虑组的分布无显著差异，两组严重焦虑的发生率分别为 32.0% 和 20.0%，而抑郁组无一例为严重焦虑。详见表 2-7。

表 2-7　三组患者 HAMD 和 HAMA 总分分布（%）

HAMD				HAMA			
总分	共病组	抑郁组	焦虑组	总分	共病组	抑郁组	焦虑组
8~20	—	4(13.3)	11(55.0)	7~14	—	9(30.0)	1(5.0)
21~35	7(28.0)	16(53.3)	9(45.0)	14~29	17(68.0)	21(70.0)	15(75.0)
>35	18(72.0)	10(33.3)	—	>29	8(32.0)	—	4(20.0)

从 HAMD 和 HAMA 总分来看，共病组均显著高于抑郁组和焦虑组（$P<0.05$ 或 $P<0.01$）。从因子分来看，抑郁组除体重因子外，其余各因子均与共病组存在显著性差异，焦虑组除躯体性焦虑外，其余各因子均与共病组存在显著性差异。详见表 2-8。

表 2-8　三组患者的 HAMD 和 HAMA 评定结果

	共病组 (n=25)	抑郁组 (n=30)	焦虑组 (n=20)
HAMD 总分	42.32±7.26	30.70±7.69**	22.20±6.18**
因子分			
焦虑/躯体化	9.32±1.93	6.83±2.60**	7.95±1.96*
体重减轻	1.32±0.80	0.97±0.93	0.60±0.75**
认识障碍	7.56±2.60	5.03±2.55**	2.40±2.16**
日夜变化	0.80±0.50	0.47±0.51*	0.30±0.47**
迟缓	10.16±2.08	7.77±2.73**	4.85±2.08**
睡眠障碍	5.44±1.00	4.23±1.91**	3.00±1.97**
绝望感	6.12±1.76	4.27±1.93**	2.40±1.73**
HAMA 总分	27.48±7.23	18.07±6.20**	23.00±6.84**
精神性焦虑	18.12±3.63	12.57±4.04**	13.25±3.80**
躯体性焦虑	9.76±4.45	5.50±3.86**	9.75±4.51

注:经 t 检验,与共病组比较,* $P<0.05$,** $P<0.01$

以 Spearson 等级相关法,检验三组患者的 HAMD 和 HAMA 评定结果的相关性发现,三组患者的焦虑和抑郁评分均呈显著性正相关(表 2-9)。

表 2-9　三组患者的 HAMD 和 HAMA 量表评分的相关系数

	共病组 (n=25)	抑郁组 (n=30)	焦虑组 (n=20)
Spearson r	0.414	0.577	0.568
P 值	0.039	0.001	0.009

以 HAMD 的 7 个因子和 HAMA 的 2 个因子为观察指标,建立判别函数 $y=b_1x_1+\cdots+\cdots b_px_p$,式中 y 是对病人进行焦虑和抑郁评定的综合指标,$x_j(j=1\cdots p)$ 为观察指标的取值,$b_j(j=1\cdots p)$ 为判别系数,建立正规判别方程:$y=b_1x_1+b_2x_2+b_3x_3+b_4x_4+b_5x_5+b_6x_6+b_7x_7+b_8x_8+b_9x_9$。对所有病例进行判别,如表 2-10 所示。

表 2-10　DSM-Ⅳ诊断和判别分类比较

DSM-Ⅳ诊断	判别分类		
	共病组	抑郁组	焦虑组
共病组	21(84.0)	4(16.0)	0(0.0)
抑郁组	5(16.7)	22(73.3)	3(10.0)
焦虑组	1(5.0)	2(10.0)	17(85.0)

注:判别正确率为 80.0%

以 HAMD 的 7 个因子和 HAMA 的 2 个因子为观察指标,进行聚类分析:

$$d_{iL} = \left\{ \left[\sum_{j=1}^{p} (X_{ij} - X_{Lj})^2 \right] \right\}^{1/2}$$

其中 d_{iL} 为距离系数,表示指标 i 与指标 L 在空间上的距离,d_{iL} 越小,指标性质越接近,式中 X_{ij} 与 X_{Lj} 分别表示第 i 个样品与第 L 个样品的第 j 个观察指标,p 是观察指标的总数。通过聚类分析判定三种疾病的主要症状群(见图 2-1、图 2-2、图 2-3)。

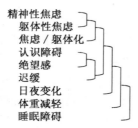

图 2-1　CAD 主要症状聚类分析树状图

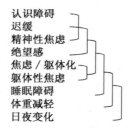

图 2-2　抑郁障碍主要症状聚类分析树状图

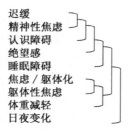

图 2-3　焦虑障碍主要症状聚类分析树状图

由图可见,CAD 有两类主要症状群:一类为精神性焦虑和躯体性焦虑,另一类为认识障碍、绝望感和迟缓;抑郁障碍也有两类主要症状群:一类为认识障碍、迟缓、精神性焦虑和绝望感,另一类为躯体性焦虑;焦虑障碍也有两类主要症状群:一类为迟缓、精神性焦虑、认识障碍、绝望感和睡眠障碍,另一类为躯体性焦虑和体重减轻。

(三)讨论

本研究中诊断为原发性主要抑郁症的患者,同时符合 DSM-Ⅳ广泛性焦虑障碍诊断标准的占 38.2%(21/55),同时符合 DSM-Ⅳ惊恐障碍诊断标准的占 7.3%(4/55),与文献报道一致。可见焦虑和抑郁障碍共病在临床中并不少见。

Breslau 等研究发现,女性比男性具有更高的患共病的危险性。本研究资料显示,共病组与抑郁组一样,多见于女性、文化程度高和脑力劳动者,且年龄大、起病晚的患者更易患共病。

家系研究显示,疾病的家族聚集性是遗传性疾病的一个重要特征,它可为疾病的诊断提供一定的线索,故临床收集患者的家族史资料是评定和了解共病本质的最有用的方法之一。比如,如果患者有三个一级亲属诊断为抑郁症,另两个诊断为惊恐障碍,家族中两种障碍均存在比只存在一种障碍更能清楚地解释为真正的共病。Leckman 等的家系研究显示,具有继发惊恐障碍的原发抑郁症患者的一级亲属比单纯抑郁症患者的亲属患情感障碍、焦虑障碍等的危险性显著增高。相反,Coryell 等发现,同时患有抑郁症的原发惊恐障碍患者的家庭成员中焦虑障碍(包括惊恐障碍)的患病率升高,而具有或不具有继发惊恐障碍的原发抑郁症患者的亲属更可能患原发性抑郁。本研究尽管未发现三组患者的精神疾病家族史发生率有显著差异,但也未见共病组的亲属中焦虑障碍的患病率升高,相反,共病组和抑郁组的家族中具有抑郁症或自杀史的人数均达 6 例,而焦虑组无一例。这与 Coryell 等的研究结果一致,从一个侧面说明共病与抑郁障碍相似。

由于目前大多数精神疾病缺乏特异性的生物学标志,分类只是一系列症状综合征的组合,故症状标准对精神疾病的诊断起着重要作用。人们早就认识到抑郁症属于内源性疾病,具有生物学特征的改变(如生物节律、早醒、体重下降、性欲减退等),而焦虑症属于神经症的范畴,与心理社会因素密切相关。本研究显示,共病组的生物学症状较抑郁组稍重,但无显著性差异,而显著重于焦虑组,与文献报道一致。但从躯体症状涉及的系统(器官)来看,共病组与焦虑组一样,具有较高的心脏症状和植物神经症状的发生率。国内徐俊冕(1991)研究发现,焦虑症和抑郁症均可表现为大量的躯体化症状,并且焦虑症以心肺症状为主,而抑郁症以胃肠症状为主。可见共病患者具有一定的焦虑症的特征。

有研究认为,焦虑是主要抑郁症患者自杀的重要标志,焦虑性抑郁患者自杀未遂的发生率(达 30%)显著高于单纯抑郁(10%)。但 Placidi 等并未发现惊恐障碍和抑郁症共病患者终生自杀未遂的危险性升高。本研究发现,共病组自杀意念/行为的发生率达92.0%,而抑郁组和焦虑组分别为 73.3%和 30.0%。可见共病患者具有较高的自杀危险性。

自知力是指病人对精神疾病认识的判断能力,而一个人的自知力与主动就医密切相关。李功迎等研究发现,在精神障碍中,抑郁症和神经症一样具有较高的自知力。本研究也发现三组间的自知力无显著性差异。但共病组主动就医率显著低于焦虑组,不显著低于抑郁组。说明是否能够主动就医并不完全取决于自知力。另外,本研究还发现,尽管共病组也存在焦虑障碍,但无一例看过急诊,这一方面可能与主动就医率低有关,另一方面可能与单纯焦虑障碍表现出大量躯体症状而缺乏明显的情绪主诉,易于误入综合性医院心内科、神经科急诊有关。

病程特点对反映疾病性质的意义不亚于症状特点。Liebowitz 和 Lydiard 研究发现,焦虑和抑郁障碍共病与单纯焦虑或抑郁障碍相比,具有更多的病程慢性化和更重的社交和职业功能损害。在社会功能损害方面,本研究与之一致,共病组的社会功能损害较重,60.0%的患者不能工作(劳动),40.0%的患者工作(劳动)效率明显下降;而抑郁组分别为 36.7%和 56.7%、10.0%和 65.0%。但从病程来看,共病组的平均病程与抑郁组和焦虑组无显著性差异。另外,共病组以急性发作(52.0%)为主,而焦虑组和抑郁组以慢性迁延(46.7%和 70.0%)为主。这种差异一方面可能与本研究为横断面研究且研究对象为症状较重的临床病例有关。

就预后而言,绝大多数研究显示,焦虑和抑郁障碍共病患者比单纯焦虑或抑郁障碍患者预后差。但有两项研究发现,组成共病的两种障碍发生的先后次序与预后有关,患有原发性主要抑郁症和继发性惊恐障碍的共病患者可能具有内源性特征,能够完全康复,预后不比单纯抑郁症差。而另有研究认为焦虑和抑郁障碍共病患者的近期预后与远期预后正好相反。本研究发现三组患者的近期预后无显著差异,并未见共病组的预后差,这可能与本研究的共病组均为原发性主要抑郁症伴继发焦虑障碍的患者,且大多为急性发病,在急性期焦虑症状控制后病情明显缓解有关。这支持上述的后两种观点。但显效时间以共病组最长,且共病组使用一种以上抗抑郁药的人数也较多(36.0%),说明共病组患者需要更长的时间和多种抗抑郁药联用方能有效;同时它也提示只要积极治疗,不论严重程度如何,均能取得良好疗效。至于共病组的长期预后如何,还有待于进一步随访证实。

在治疗方面,尽管绝大多数抗抑郁药也具有抗焦虑作用,部分抗焦虑药(如阿普唑仑、丁螺环酮等)也具有抗抑郁作用,但本研究发现,焦虑组无一例单用抗抑郁治疗,共病组和抑郁组也无一例单用抗焦虑药治疗。并且无论哪一组,同时使用抗抑郁药和抗焦虑药的患者均占绝大多数。这可能与抑郁组(或焦虑组)患者同时存在不满足焦虑障碍(抑郁障碍)诊断标准的焦虑症状(或抑郁症状)有关。另外,无论使用何种治疗方案,临床症状开始改善的时间基本相似。

张明园等认为,焦虑和抑郁是可以通过评定量表来评定和衡量的。从HAMD 和 HAMA 的评定来看,抑郁组也均具有一定程度的焦虑症状,焦虑组患者也均具有一定程度的抑郁症状,这与文献报道一致,即临床上很少见到单纯焦虑障碍或抑郁障碍患者。HAMD 和 HAMA 的总分能较好地反映病情严重程度。从 HAMD 和 HAMA 的总分分布来看，共病组 72.0％为严重抑郁，而抑郁组严重抑郁仅为 33.3％，焦虑组无一例为严重抑郁；共病组和焦虑组的严重焦虑的发生率分别为 32.0％和 20.0％，而抑郁组无一例为严重焦虑。这说明量表评定也显示共病组的症状较抑郁组和焦虑组为重，与文献报道一致。

通过因子分析可以反映病人的精神病理学特点。本研究显示，共病组的HAMD 和 HAMA 各因子分均显著高于抑郁组和焦虑组，这也说明共病组的症状较重。从判别分析来看，判别正确率达 80.0％，说明抑郁和焦虑的严重程度能很好地区别共病组和抑郁组、焦虑组。聚类结果也显示，共病组的主要症状群与抑郁组更相似，而与焦虑组差异较大。

单怀海等研究发现焦虑症的 HAMA 和 HAMD 的总分均值呈正相关($r=0.63，P<0.05$)，而抑郁症则无此相关性。但张明园等研究发现，不论是抑郁症还是神经症，HAMA 和 HAMD 评分均呈显著正相关。本研究也发现，三组患者的焦虑和抑郁评分均呈显著性正相关。这一方面说明了焦虑和抑郁症状关系的密切性，另一方面也体现了量表本身的缺陷，因为有研究发现，几乎所有的焦虑量表和抑郁量表之间均存在高度相关性。这可部分解释为什么抑郁组患者也存在一定的焦虑分，而焦虑组患者也具有一定的抑郁分。

从临床现象学来看，焦虑和抑郁障碍共病与抑郁障碍相似，而与焦虑障碍差异较大。

二、焦虑和抑郁障碍共病的心理社会因素研究

自从 1977 年美国罗彻斯特大学的 Engel 教教授提出生物—心理—社会医学模式后，社会心理因素在精神疾病发生、发展中的作用越来越受到重视。有研究表明，焦虑和抑郁障碍与特定的心理社会因素有关。本部分研究拟从心理社会因素角度，探讨焦虑和抑郁障碍共病的特征以及与焦虑障碍和抑郁障碍的区别。

(一)对象和方法

1. 对象

(1)病例组同"焦虑和抑郁障碍共病的临床现象学研究"。

(2)正常对照组 83 人均为同一医院医生和进修实习医生，HAMD(24 项)评分<8 分，HAMA(14 项)评分<7 分，其他入组标准同病例组入组标准②～⑤，其中男 55 人、女 28 人，年龄 19～53 岁，平均年龄(26.69±6.29)岁，文化程度均在中专以上。

2. 方法

(1)生活事件量表(LES)：采用湖南医科大学杨德森、张亚林编制的 50 项版本，应用研究证明其信度、效度较好。其中 48 项为我国常见的生活事件，另留 2 项空白以备患者需要时自行补充。事件发生的时间分别注明未发生、一年内、一

年前、长期性;事件性质好坏由患者自己判断;影响程度分为无、轻、中、重、极重五级,数量化为 0、1、2、3、4 分;影响持续时间分为三个月、半年、一年、一年以上四级,数量化为 1、2、3、4 分。刺激量计算方法:某事件刺激量=该事件影响程度分×该事件影响持续时间分×该事件发生次数,长期性事件超过半年记为 2 次。本研究取负性事件分以及家庭有关问题得分、工作学习中的问题得分和社交及其他问题得分进行统计分析。

(2)社会支持评定量表(SSRS):采用湖南医科大学肖水源设计的十个条目的版本,应用研究证明其信度、效度较好。该量表将社会支持分为三个维度:客观支持(3 条)、主观支持(4 条)和对支持的利用度(3 条)。分析方法:十个条目记分之和为总分,第 2、6、7 条评分之和为客观支持分,第 1、3、4、5 条评分之和为主观支持分,第 8、9、10 条评分之和为对支持的利用度分。本研究对总分和三个维度分进行统计分析。

(3)家庭环境量表中文版(FES‐CV):FES 系 Moss 等于 1981 年编制,由费立鹏等人修订,共 90 条是非题,分为 10 个分量表,分别评价 10 个不同的家庭社会和环境特征。它所评价的家庭特征包括:①亲密度,即家庭成员之间相互承诺、帮助和支持的程度;②情感表达,即鼓励家庭成员公开活动,直接表达其情感的程度;③矛盾性,也就是家庭成员之间公开表露愤怒、攻击和矛盾的程度;④独立性,即家庭成员的自尊、自信和自主程度;⑤成功性,是指将一般性活动(如上学和工作)变为成就性或竞争性活动的程度;⑥知识性,即对政治、社会、智力和文化活动的兴趣大小;⑦娱乐性,即参与社交和娱乐活动的程度;⑧道德宗教观,即对伦理、宗教和价值的重视程度;⑨组织性,即指安排家庭活动和责任时有明确的组织和结构的程度;⑩控制性,即使用固定家规和程序来安排家庭生活的程度。

(4)A 型行为问卷(TABQ):共 60 题,按全国心身医学协作组编制的 A 型行为问卷评定。问卷由三个分量表组成,L 量表用以评定问卷的真实性;TH 量表评定时间紧迫感与急躁,CH 量表评定竞争、敌意等因子成分。L≥7 分,为无效试卷,则剔除该问卷,然后计算 TH+CH 总分,A 型≥29 分;B 型≤18 分;M 型19~28 分。

(5)艾森克个性问卷(EPQ):由龚耀先修订,按龚氏手册分别计算 E、N、P、L各维度粗分及 T 分,并按划界 T 分(6.7、43.3)将各维分为两个极端与中间三个个性类型。以 EPQ 成人量表及量表剖析图为标准:① >61.5 分,P 为高精神质、E 为外向型、N 为极度不稳定型;② 56.7 分~61.5 分,E 为外倾型、N 为不稳定型;③ E、N 在 43.3 分~56.7 分,P 在 38.5 分~61.5 分,均为中间型;④ 38.5~43.3 分,E 为内倾型、N 为稳定型;⑤<38.5 分,P 为低精神质、E 为内向型、N 为极度稳定型。

(6) 防御方式问卷(DSQ)：采用路敦跃等修订的问卷，该量表有 88 个条目，为 1～9 级评分制，评分越高即应用该机制的频度较大，其掩饰程度则越小。DSQ 包括不成熟防御机制(F_1)，成熟防御机制(F_2)，中间型防御机制(F_3)，掩饰(F_4)四个分量表。F_1 包括 8 个因子：投射，被动攻击，潜意显现、抱怨，幻想，分裂，退缩，躯体化；F_2 包括 3 个因子：升华，压抑，幽默；F_3 包括 13 个因子：反作用形成，解除，制止，回避，理想化，假性利他，伴无能之全能，隔离，同一化，否认，交往倾向，消耗倾向，期望。

根据统一的指导语，在入院两周内对全体研究对象逐一施测并定时完成，由调查者检查有无遗漏，保证答卷质量有效。

3. 统计分析

数据输入计算机，制成 DBF 文件，运用 SPSS For Window 9.0 软件处理，计量资料的统计叙述用 M±SD 表示，计量资料的统计叙述用百分率(%)表示。统计推断分别采用 X^2 检验和 t 检验，界值定为 $α=0.05$。

(二) 结果

1. 生活事件和社会支持

三组患者在负性生活事件得分及家庭、工作学习、社交等方面问题的得分无显著差异($P>0.05$)。社会支持方面，抑郁组在社会支持总分、客观支持分和主观支持分均显著低于共病组($P<0.05$，或 $P<0.01$)，而焦虑组和共病组之间无显著性差异($P>0.05$)。详见表 2-11。

表 2-11 三组患者的负性生活事件和社会支持评定结果比较

	共病组 ($n=25$)	抑郁组 ($n=30$)	焦虑组 ($n=20$)
负性事件值	22.1±15.7	26.7±16.8	29.8±19.6
家庭有关问题	16.6±14.9	16.9±16.8	18.3±18.1
工作学习问题	5.7±10.8	8.0±10.6	8.4±9.2
社交及其他	0.0±0.0	1.7±6.4	3.1±7.9
SSRS 总分	43.5±7.9	36.2±8.5**	39.9±9.3
客观支持分	10.4±3.3	8.5±2.7*	10.4±3.6
主观支持分	25.4±5.1	20.5±5.0**	22.6±6.3
对支持的利用度	7.8±2.2	7.2±2.1	6.9±2.2

注：* $P<0.05$，** $P<0.01$，与共病组比较

2. 家庭环境

三组患者在矛盾性方面得分显著高于国内常模,在娱乐性和组织性方面得分显著低于国内常模;另外,抑郁组患者还在亲密度、独立性、成功性和文化性等方面得分显著低于国内常模;焦虑组患者还在成功性和文化性方面得分显著低于国内常模($P<0.05$ 或 $P<0.01$)。三组患者之间比较发现,抑郁组在独立性、成功性、娱乐性和组织性等方面得分均显著低于共病组;焦虑组在成功性和文化性方面得分均显著低于共病组($P<0.05$ 或 $P<0.01$)。具体见表 2 - 12。

表 2 - 12　三组患者的 FES - CV 量表评定结果比较

	共病组 ($n=25$)	抑郁组 ($n=30$)	焦虑组 ($n=15$)	中国常模 ($n=126$)
亲密度	6.9±1.9	5.9±2.9△△	6.9±2.9	7.7±1.9
情感表达	5.2±1.7	5.4±2.1	5.2±1.9	5.8±1.7
矛盾性	3.2±2.4△	3.3±2.1△△	3.5±2.4△	2.2±1.9
独立性	6.3±1.4	4.9±2.0**△	6.0±1.6	5.8±1.4
成功性	7.1±1.4	5.8±2.3*△	6.0±1.8*△	6.8±1.7
文化性	5.1±2.2	3.9±2.5△△	3.1±1.7**△△	5.6±2.1
娱乐性	3.8±2.1△	2.5±2.3*△△	2.8±1.8△△	4.9±2.0
道德宗教观	5.8±1.4	5.2±2.1	5.2±1.2	5.3±1.4
组织性	5.9±1.5△△	4.8±2.2*△△	5.1±1.6△△	6.7±1.8
控制性	3.8±1.6	3.6±2.0	3.7±2.7	3.6±1.8

注:* $P<0.05$,** $P<0.01$ 与共病组比较;△ $P<0.05$,△△ $P<0.01$,与常模比较

3. 人格特征

从 A 型行为发生率来看,焦虑组显著高于共病组和正常对照组,而共病组与抑郁组、正常对照组均无显著性差异(见表 2 - 13)。从 A 型行为的评分来看,共病组的 TH 因子分显著高于正常对照组,焦虑组的 A 型行为总分和 TH、CH 因子分均显著高于正常对照组,而抑郁组的 A 型行为总分和各因子分均与正常对照组无显著差异。三组患者之间比较,共病组的 A 型行为总分和 TH、CH 因子分均与抑郁组无差异,而显著低于焦虑组($P<0.05$ 或 $P<0.01$)(见表 2 - 14)。

表 2 - 13　三组患者和正常对照组的 A 型行为分布比较

	共病组 ($n=25$)	抑郁组 ($n=30$)	焦虑组 ($n=20$)	正常对照组 ($n=83$)
A 型	7(28.0)	9(30.0)	12(60.0)*△	29(34.9)
M 型	14(56.0)	11(36.7)	8(40.0)	35(42.2)
B 型	4(16.0)	10(33.3)	0(0.0)	19(22.9)

注:* $P<0.05$,与共病组比较;△ $P<0.05$,与正常对照组比较

表 2-14　三组患者和正常对照组的 A 型行为评分比较

	共病组 ($n=25$)	抑郁组 ($n=30$)	焦虑组 ($n=20$)	正常对照组 ($n=83$)
TH+CH	26.4±6.4	24.2±8.9	30.7±7.5*△△	24.9±8.0
TH	14.4±3.8△	12.5±5.4	15.4±4.7△△	12.2±4.8
CH	12.1±4.4	11.8±4.7	15.2±2.3*△	12.8±4.3
L	4.2±1.7△△	4.3±1.6△△	4.3±2.3△△	1.9±1.5

注：* $P<0.05$，与共病组比较；△$P<0.05$，△△$P<0.01$，与正常对照组比较

三组患者 EPQ 个性分型无显著性差异（见表 2-15）。从 EPQ 原始分来看，三组患者（不论男女）均仅 N 维度评分显著高于国内常模（$P<0.01$），E 维度和 P 维度评分与国内常模无显著性差异（$P>0.05$）。三组患者之间各维度评分均无显著性差异（$P>0.05$）（见表 2-16、2-17）。

表 2-15　三组患者 EPQ 个性分型比较

个性 分型	划界 T 分	共病组 ($n=25$)	抑郁组 ($n=30$)	焦虑组 ($n=20$)
神经质	$N>56.7$	16(64.0)	14(46.7)	14(70.0)
精神病质	$P>56.7$	3(12.0)	6(20.0)	4(20.0)
内倾型	$E<43.3$	5(20.0)	9(30.0)	5(25.0)
外倾型	$E>56.7$	7(28.0)	7(23.3)	8(40.0)

注：经 X^2 值或校正 X^2 值检验，三组患者 EPQ 个性分型 $P>0.05$

表 2-16　三组男性患者的 EPQ 原始分比较

	共病组 ($n=5$)	抑郁组 ($n=12$)	焦虑组 ($n=10$)	中国常模 ($n=95$)
E	8.6±7.0	8.4±4.4	10.6±4.8	10.63±4.44
N	16.6±1.5△△	14.3±4.3△	16.7±3.1△△	11.26±4.26
P	4.8±1.8	4.3±3.1	4.7±2.4	5.96±2.84
L	10.6±3.9	12.8±3.4	11.3±5.7	12.17±3.57

注：△△$P<0.01$，与正常对照组比较；与共病组比较均为 $P>0.05$

表 2-17　三组女性患者的 EPQ 原始分比较

	共病组 ($n=20$)	抑郁组 ($n=18$)	焦虑组 ($n=10$)	中国常模 ($n=96$)
E	9.4±4.3	9.00±3.8	10.3±4.1	8.65±4.49
N	15.4±4.5△	15.20±5.2△	17.1±3.0△△	13.06±4.42
P	4.0±2.9	5.56±3.8	4.1±2.9	4.92±2.95
L	14.6±2.9	14.11±3.7	14.2±3.1	13.35±3.63

注：△$P<0.05$，△△$P<0.01$，与正常对照组比较；与共病组比较均为 $P>0.05$

4. 防御机制

由表 2-18 可见,与正常对照组相比,共病组在被动攻击、抱怨、期望等防御方式上得分显著下降,在退缩、躯体化、解除、否认等防御方式上得分显著升高;抑郁组在幽默、期望等防御方式上得分显著下降,在解除、假性利他、隔离等防御方式上得分显著升高;焦虑组在抱怨、幽默等防御方式上得分显著下降,在解除、同一化等防御方式上得分显著升高。三组之间比较,共病组在幽默防御方式上得分显著高于焦虑组,而在反作用形成防御方式上得分显著低于焦虑组;另外,共病组在幻想防御方式上得分显著低于抑郁组。

表 2-18　三组患者和正常对照组防御方式比较

	共病组 (n=25)	抑郁组 (n=30)	焦虑组 (n=20)	正常对照组 (n=83)
不成熟防御方式				
投射	3.3±1.1	3.3±1.3	3.4±1.1	3.0±1.0
被动攻击	3.6±1.9△	4.0±1.4	4.4±1.8	4.5±1.4
潜意显现	4.7±1.5	4.7±1.3	4.9±1.7	5.0±1.3
抱怨	3.6±1.5△△	3.9±1.6	3.5±1.8△	4.4±1.7
幻想	4.7±2.8	5.6±1.6*	4.9±3.0	6.4±2.3
分裂	4.4±1.4	4.5±1.5	4.8±1.8	4.6±1.5
退缩	6.1±1.9△	5.3±2.3	4.6±2.3	4.3±2.1
躯体化	5.7±1.9△	5.5±2.2	5.4±2.0	4.2±1.8
成熟防御方式				
升华	6.0±2.0	5.6±1.8	5.5±2.3	6.0±1.6
压抑	6.1±2.0	6.5±1.5	6.0±1.8	6.2±1.8
幽默	4.7±1.7	4.0±1.5△△	3.2±1.4*△△	4.9±1.2
中间型防御方式				
反作用形成	3.6±1.2	4.3±1.5	4.4±1.2*	4.1±1.1
解除	5.7±1.6△	5.3±1.5△	5.6±1.4△	4.9±1.5
制止	5.8±0.9	6.0±1.5	5.4±1.3	5.4±1.2
回避	6.1±2.0	6.0±1.7	4.9±2.2	5.8±1.7
理想化	4.8±2.4	4.9±2.3	4.6±2.0	3.5±2.0
假性利他	6.6±2.0	5.7±2.3△	5.2±2.7	4.3±2.0
伴无能之全能	3.7±1.4	3.5±1.1	3.8±1.7	3.9±1.3
隔离	3.9±1.4	4.3±1.6△	4.4±1.8	4.1±1.2
同一化	2.5±2.1	2.9±2.5	3.3±3.1△	2.2±1.7
否认	5.1±1.5△	5.3±1.4	5.5±1.3	4.8±1.3
交往倾向	5.6±2.0	5.0±2.2	5.3±2.4	4.4±1.9
消耗倾向	3.0±1.6	2.9±1.5	4.1±2.1	3.4±1.6
期望	5.4±1.8△	5.5±1.7△△	6.2±1.7	6.6±1.5

注:以年龄、性别和文化程度为协变量,作协方差分析(ANOVA),* $P<0.05$,与共病组比较;△ $P<0.05$,△△ $P<0.01$,与正常对照组比较

（三）讨论

1．生活事件

生活事件在精神疾病中的确切作用尚不清楚，但绝大多数研究显示，焦虑障碍和抑郁障碍在发病前一年内有大量的负性生活事件发生。本研究发现，焦虑和抑郁障碍共病、抑郁障碍和焦虑障碍患者在发病前均存在大量负性生活事件（分别为88.0％、96.7％、95.0％），但三组患者间的负性生活事件得分无显著差异（$P>0.05$）。这与王晓平等的研究结论一致，即抑郁症和焦虑症的生活事件应激评分相当。国外有人将生活事件按不同性质分类，结果发现不同性质的生活事件与特定的精神障碍有关。如：Finlay-Jones研究发现，丧失性的生活事件（如亲友死亡、流产等）与抑郁有明显的关系，而危险性的生活事件（如失业的威胁）与焦虑关系密切，两类生活事件如同时或先后发生，则与焦虑和抑郁障碍共病有关。Brown研究发现，焦虑和抑郁都与童年的性虐待、被忽视或遭受暴力有密切联系，而成人所遭受的子女或配偶的死亡、离异、性虐待、暴力等只与抑郁有密切联系，如童年期与成人期均遭遇到上述生活事件则可导致焦虑和抑郁障碍共病。本研究将负性生活事件按家庭有关问题、工作学习中的问题和社交及其他问题进行统计分析，三组患者在这三个方面得分差异均无显著性（$P>0.05$），提示负性生活事件对焦虑和抑郁障碍共病的作用与焦虑障碍、抑郁障碍一样，并无特异性。

2．社会支持

Brown等研究发现，社会支持差，尤其是当需要时缺乏社会支持者易患抑郁症。Wade等也发现抑郁症与较少的社会支持、较多的人际关系问题有关，并且发现显著的人际困难是抑郁发作后慢性化的危险因素。但与抑郁症不同的是，有研究发现，在遭遇严重伤害性事件后社会支持缺乏并不增加发生单纯焦虑障碍的危险性，并且显著的人际困难也不增加焦虑障碍发生慢性化的危险性。本研究也发现，焦虑障碍和共病患者在社会支持各方面均无显著性差异，而抑郁障碍患者在社会支持总分、客观支持分和主观支持分显著低于焦虑和抑郁障碍共病患者（$P<0.05$ 或 $P<0.01$）。这说明抑郁障碍的社会性支持较差，而共病患者和焦虑障碍患者具有相对较高的社会支持。这与张兰君的研究结果一致，她发现，状态焦虑水平高的学生的社会支持量表评分普遍增高。这可能与焦虑障碍和共病患者的躯体症状和焦虑外显症状较重，易于引起别人的同情，能得到较多亲属的关心、援助等有关。

3．家庭环境

早在1986年Birtchnell就发现，抑郁障碍患者的家庭功能明显较差，特别是在家庭内交流及解决问题等方面受到了严重损害。后有人进一步研究发现，抑郁症患者的家庭功能与抑郁症的康复进程和复发均密切相关。国内费立鹏等使用家庭环境量表中文版（FES-CV）对45个精神分裂症家庭进行测试，发现病人家庭的亲密性、文化性和娱乐性比对照组低,而矛盾性比对照组明显升高。本人运用 FES-CV 研究发现,三组患者均显示在矛盾性方面得分显著高于国内常模,在娱乐性和组织性方面得分显著低于国内常模;另外,抑郁组患者还在亲密度、独立性、成功性和文化性等方面得分显著低于国内常模;焦虑组患者还在成功性和文化性方面得分显著低于国内常模($P<0.05$ 或 $P<0.01$)。三组患者之间比较发现,抑郁组在独立性、成功性、娱乐性和组织性等方面得分均显著低于共病组;焦虑组在成功性和文化性方面得分均显著低于共病组($P<0.05$ 或 $P<0.01$)。这说明三组患者均存在家庭功能某些方面的缺陷,但在三组之间抑郁组的家庭功能缺陷最严重,焦虑组次之,而共病组最轻。这具体是什么原因,目前尚不清楚,可能与后者具有较高的社会支持有关。

4. 人格特征

Clark 等通过大量的心理测验发现,焦虑和抑郁障碍共病患者具有一种共同的神经质基础,表现为自卑、排斥、沮丧、害羞及情感苦恼。本研究选用 TABQ 和 EPQ 对三组患者的人格特征进行评定。从 A 型行为发生率来看,焦虑组患者具有显著较高的 A 型行为发生率,达 60.0%,而共病组(28.0%)和抑郁组(30.0%)较低,与正常对照组(34.9%)相当。这与文献报道的抑郁症中 A 型行为发生率在27.6%～37.5%之间,而焦虑障碍患者具有普遍的 A 型行为倾向的结论基本一致。从 A 型行为的评分来看,焦虑组的 A 型行为总分和 CH 因子分显著高于共病组,而抑郁组的 A 型行为总分和各因子分与共病组无显著差异,但共病组和焦虑组的 TH 因子分均显著高于正常对照组。这一方面说明共病组患者的 A 型行为发生率与抑郁障碍相似,另一方面也说明共病患者与焦虑障碍患者一样,具有一定的时间紧迫感与急躁的人格特点。这也可解释为什么共病组的躯体化症状中存在较高比例心肺症状的原因。另外,三组患者的 L 分均显著高于正常对照组,提示三组患者均存在强烈的掩饰表现。

陈向一等研究发现,广泛性焦虑障碍患者具有明显的神经质和精神质人格特征,但内倾特征不明显。何洲等也发现抑郁症患者的神经质分明显高于正常对照组。从 EPQ 原始分来看,本研究中三组患者(不论男女)的 N 维度评分均显著高于国内常模($P<0.01$),但三组患者之间各维度评分均无显著性差异,提示三组患者均具有明显的神经质人格特征,EPQ 不能区分三组患者。

5. 防御机制

防御机制是指"自我逃避不愉快和焦虑的方法,并且能控制冲动行为、情感和本能冲动"。S. Freud 和后来的 Anna Freud 曾提出特殊的防御机制可能与症状之间存在着特定的联系。Bond 和 Vaillant 的研究也证实不同的精神疾病之间存在防御方式的差异。Bloch 等(1993)使用防御机制评定量表(DMRS)对 22 例心境恶劣和 22 例惊恐障碍的患者进行的研究中发现,心境恶劣患者在自恋

(narcissistic)、否认(disavowal)和行动(action)等防御方式上的得分显著高于惊恐障碍患者,惊恐障碍患者在反作用形成和解除两种防御方式上的得分显著高于心境恶劣患者。Spinhoven等研究发现,心境恶劣和惊恐障碍患者均比对照组更倾向于使用躯体化和贬低,但两者之间也存在着差异,前者更倾向于使用隔离(isolation),而后者更倾向于使用理想化(idealization)。本研究发现,与正常人相比,焦虑和抑郁障碍共病、抑郁障碍和焦虑障碍患者均各自有其独特的防御方式,即共病组较少使用被动攻击、抱怨、期望,较多使用退缩、躯体化、解除、否认;抑郁组较少使用幽默、期望,较多使用解除、假性利他、隔离;焦虑组较少使用抱怨、幽默,较多使用解除、同一化。有关焦虑和抑郁障碍共病的防御机制研究目前国内外尚未见报道,本研究发现共病患者使用的防御方式既有与单纯焦虑或抑郁障碍相似的一面,如它与抑郁障碍均较少使用期望,而与单纯焦虑或抑郁障碍均较多使用解除;它又有与单纯焦虑或抑郁障碍不同的一面,如共病组与焦虑组比较,前者较多使用幽默,较少使用反作用形成;而共病组与抑郁组比较,前者较少使用幻想。

综上所述,在心理社会因素方面,焦虑和抑郁障碍共病与单纯焦虑障碍和抑郁障碍既有相似之处,又有不同。

三、焦虑和抑郁障碍共病的血脂水平研究

脂质代谢异常不但涉及心血管疾病,也与焦虑和抑郁障碍密切相关,但有关焦虑和抑郁障碍共病患者血脂浓度的研究国内尚未见报道。我们对此作了初步探讨,现将结果报告如下。

(一)资料和方法

1. 研究对象

(1)病例组同"焦虑和抑郁障碍共病的临床现象学研究"。所有患者均在抽血前测体重、身高,求出体重指数[BMI=体重(kg)/身高^2(m^2)]。共病组体重指数(21.97±2.58)kg/m^2,抑郁组体重指数(21.61±3.01)kg/m^2,焦虑组体重指数(21.61±3.01)kg/m^2。

(2)正常对照组:40人均为本院医生和进修医生,HAMD评分<8分,HAMA评分<7分,其他人组标准同患者组的③～⑥,其中男18人、女22人;年龄19～53岁,平均年龄(26.69±6.29)岁;体重指数为(23.04±2.87)kg/m^2。

2. 方法

(1)血脂测定:所有被检者于7:00时前空腹抽肘静脉血3 mL,−20℃保存,待测。已服药患者需停药3～7天。测前最后一餐忌用高脂肪食品及饮酒。检测项目包括血清总胆固醇(CHO)、甘油三酯(TG),高密度脂蛋白-胆固醇(HDL-C)和低密度脂蛋白-胆固醇(LDL-C)。所有检测指标均在日立7170-A型全自动

生化分析仪上完成。

（2）统计分析：运用 SPSS For Window 9.0 软件处理。为了尽量减少研究样本构成（年龄、性别、体重指数等）对结果的影响，数据处理采用协方差分析（ANOVA）和 Speanson 相关分析。界值定为 $\alpha = 0.05$。

（二）结果

1. 三组患者与正常对照组的血脂浓度比较

比较结果见表 2-19。

表 2-19　共病组与其他组的血脂浓度比较（mmol/L）

	CHO	TG	HDL-C	LDL-C
共病组（n=25）	5.44±0.88	1.40±0.86	1.33±0.30	3.56±0.89
抑郁组（n=30）	4.05±0.90[①③]	1.02±0.56[①]	1.45±0.35	2.59±0.77[①]
焦虑组（n=20）	4.94±0.96[①]	1.18±0.44[③]	1.42±0.52	2.64±0.83[①]
对照组（n=40）	4.71±0.87[①]	0.87±0.32[①]	1.52±0.35[②]	2.02±0.71[②]

①以年龄、性别、体重指数为协变量，作协方差分析（ANOVA），与共病组比较，$P < 0.05$；

②以年龄、性别、体重指数为协变量，作协方差分析（ANOVA），与共病组比较，$P < 0.01$；

③以年龄、性别、体重指数为协变量，作协方差分析（ANOVA），与正常对照组比较，$P < 0.05$

2. 三组患者采血前一日的 HAMD 和 HAMA 评分和血脂浓度的相关分析

经 Spearson 相关分析，三组患者的血清 CHO、TG、HDL-C、LDL-C 浓度与各组 HAMD 和 HAMA 总分的相关性均未达统计学意义（$P > 0.05$）。

（三）讨论

焦虑和抑郁障碍与血脂浓度的关系已有许多研究。Bajwa 等发现惊恐障碍患者比抑郁症患者和正常人具有显著高的胆固醇浓度，并且抑郁症的焦虑障碍（广泛性焦虑障碍、单纯惊恐、惊恐障碍）与血胆固醇浓度显著相关。Maes 等发现低胆固醇与抑郁症相关，他们认为这是由于抑郁症患者的胆固醇的合成减少和反向胆固醇运输的减弱所致。那么焦虑和抑郁障碍共病患者的血脂浓度又有什么特征呢？Hayward 等发现惊恐障碍患者的血浆 CHO 浓度显著高于惊恐障碍和抑郁症共病患者和正常对照组。Kuczmierezyk 等和 Agargun 等的研究也发现广泛性焦虑障碍（或惊恐障碍）和抑郁症共病患者的血清胆固醇和甘油三酯浓度比单纯广泛性焦虑障碍（或惊恐障碍）显著降低。他们认为与焦虑障碍共存的抑郁症降低了胆固醇和甘油三酯的浓度。然而，本研究发现，共病组患者的血胆固醇浓度显著高于抑郁组、焦虑组和正常对照组，共病组的血 TG 浓度显著高于抑郁组和正常对照组，与焦虑组比较无显著性差异。这一结果与 Sevincok 等的研究结果基本一致，而与 Kuezmierezyk 等和 Agargun 的研究结果相反。这可能是由于与共病患者并存的焦虑障碍升高了外周血液中的儿茶酚胺活性,而高活动性的脂蛋白酯酶能导致血中自由脂肪酸的升高,而自由脂肪酸可转变为胆固醇。

本研究还显示,抑郁组的血 CHO 浓度显著低于正常对照组,而血 TG 浓度与正常对照组无显著差异,这与 Maes 等的结果一致。焦虑组的血 TG 浓度显著高于正常对照组,血 CHO 浓度与正常对照组无显著差异,这与以前的研究结果不完全一致。导致这一差异的具体原因尚不清楚,是否这些患者的血脂调节存在其他机制,还有待于进一步研究证实。

本研究还发现,共病患者的血 HDL－C 浓度显著低于正常对照组,而抑郁组和焦虑组的血 HDL－C 浓度与正常对照组无显著性差异;共病组的血 LDL－C 浓度显著高于抑郁组、焦虑组和正常对照组,而抑郁组、焦虑组的血 LDL－C 浓度与正常对照组的差异无统计学意义。这一结果与 Sevincok 等的结果基本一致。由于同时存在低 HDL－C 和高 LDL－C 是冠心病的危险因素,说明焦虑和抑郁障碍共病患者较单纯抑郁症和焦虑症具有更高的发生冠心病的危险,这支持有人提出的抑郁症患者存在的愤怒和焦虑与冠心病相关的假说。

本研究发现三组患者的血脂浓度与各评定量表分值间无显著相关,提示血脂浓度与病情严重程度无关,这与文献报道一致。

综上所述,共病患者较单纯焦虑障碍或抑郁障碍患者存在更严重的脂质代谢异常,具有更高的发生冠心病的风险,临床医生需引起重视。由于本研究样本较小,未采取配对研究,所得的结果存在一定的局限性,还有待进行大样本的深入研究。

四、焦虑和抑郁障碍共病的血浆单胺神经递质浓度、电生理研究

由于焦虑障碍和抑郁障碍均与单胺类神经递质和脑电活动功能异常相关,故本部分研究拟从血浆单胺类神经递质和脑电地形图角度,探讨焦虑和抑郁障碍共病的生物学特征以及与焦虑障碍和抑郁障碍的区别。

(一) 对象和方法

1. 对象

(1) 病例组:同"焦虑和抑郁障碍共病的临床现象学研究"。

(2) 对照组:实习生、进修生和职工志愿者 32 人,HAMD(24 项)评分<8 分,HAMA(14 项)评分<7 分,其他入组标准同病例组入组标准②~⑤。年龄范围在 20~65 岁,平均年龄(6.24±13.8)岁,女 13 人、男 19 人,其中 21 人测定了血浆 5-羟色胺(5-HT)、去甲肾上腺素(NE)浓度。

2. 方法

(1) 血浆 5-HT、NE 的测定:血浆 5-HT、NE 的测定:①标本采集:患者在停药 3~7 天后(未服药者除外),于清晨 6 时前空腹、卧位抽肘静脉血 5ml 置于肝

素抗凝管中,4℃、3 000 转/分离心 5 分钟,吸取血浆,—70℃保存待测 5 - HT 和 NE。受试在采血前三天忌用高脂肪饮食及饮酒。②标本处理:取血浆 1.5 ml,加 1.0 ml 0.4 mol/L HCLO$_4$,含有内标 DHBA 0.1 ug/ml、0.04% Na$_2$S$_2$O$_5$ 和 0.02% EDTA,4℃,15 000 g 离心 20 分钟,取上清 4 ul 进样测 5 - HT。剩余上清液加入用 1 N HCL 0.5 ml 酸化的 Al$_2$O$_3$ 50 mg 中,摇匀,加 Tris 缓冲液 1 ml,加水至 5 ml,振荡 10 分钟,静置 5 分钟吸取上层液,用水洗 Al$_2$O$_3$ 两次,1 500 g×5 min 离心后吸尽上清液,加 0.05M HCL 200 ul,振荡洗脱 13 分钟,离心 1 500 g×10 min,上清经微量滤器过滤(孔径 0.2 um),进样 100 ul 测 NE。③测试条件:5 - HT 流动相:缓冲液(0.1 mol/L 醋酸钠、0.1 mol/L 柠檬酸、0.25 mol/L Na$_2$ EDTA):甲醇 =82.8(v/v);NE 流动相:缓冲液(0.1 mol/L 磷酸二氢钠、1 mol/L Na$_2$ EDTA、1.2 mol/L 十二烷基磺酸钠,用饱和柠檬酸液将 pH 值调至 3.94):乙腈=89.5: 10.5(v/v);流动相经真空脱气,流速为 1 ml/min,温度为 20℃,色谱柱 ods 柱 (250 mm×4.6 mm)过滤。④测试仪器:应用日本岛津 HPLC 和电化学检测器 (L - ECD - 6A)检测。⑤标样来源:均购自美国 SIGMA 公司。⑥测试过程:条件优化选择后,每次进样 4 ul(5 - HT)或 100 ul(NE),数据处理器描绘曲线并打印出峰高,由待测标本与内标峰高之比计算出含量(ng/mL)。

(2) 脑电地形图采集:所有患者停药 3～7 天后,餐后 2 小时,在安静、清醒、闭目状态下,使用美国 SM2000 型生物放大器与美国 Nicolet 公司的定量脑电分析仪联机,采集 120 秒的脑电数据之后截取 30 秒无伪迹数据,并进行 0.5～35 Hz 数字滤波后用于频谱分析。按国际标准导联 10/20 系统放置 16 个电极,参考电极置于两耳垂,地线置于前额中央,极间阻抗<2 KΩ,放大器敏感度 5 mm/50 uV,带通 1～30 Hz,信号经放大平均后绘制成彩色地形图,功率值的高低以不同色彩显示。然后运用 FFT 快速付力叶换算原理,绘制成功率谱地形图。第三部分焦虑和抑郁障碍共病的基础与临床研究并将相对功率谱地形图和数字地形图打印出来,数据存盘。计算出 α_1(8～8.9 Hz)、α_2(9～10.9 Hz)、α_3(11～12.8 Hz)三个频带的功率值进行比较,并且分别计算各频段左右半球对应点 EEGa 功率的右/左比率。公式如下:R=(右－左)/(右＋左),R:右/左功率比率,右:右侧导联的功率值,左:左侧导联的功率值。

(3) 统计分析:将数据输入微机,制成 DBF 文件,运用 SPSS For Window 9.0 软件处理。计量资料的统计叙述用 M±SD 表示,统计推断采用协方差分析 (ANOVA),Spearson 等级相关分析,Logistic 回归分析,界值定为 $\alpha=0.05$。

(二) 结果

1. 血浆单胺类神经递质浓度

由表 2 - 20 可知,三组患者的血浆 NE 浓度均显著高于正常对照组($P<$ 0.05),但三患者组之间无明显差异($P>$0.05);抑郁症组的血浆 5 - HT 浓度显著低于正常对照组($P<0.05$),共病组和焦虑症组的血浆 5 - HT 浓度与正常对照组无显著差异($P>0.05$),三组患者之间血浆 5 - HT 浓度也无显著差异($P>0.05$)。

表 2 - 20　三组患者和正常对照组的血浆 NE、5 - HT 浓度比较(ng/mL)

	共病组 ($n=25$)	抑郁组 ($n=30$)	焦虑组 ($n=20$)	正常对照组 ($n=21$)
NE	$0.69\pm0.30^{\triangle}$	$0.89\pm0.77^{\triangle}$	$0.83\pm0.71^{\triangle}$	0.45 ± 0.29
5 - HT	97.81 ± 66.91	$77.38\pm54.32^{\triangle}$	89.80 ± 54.28	145.62 ± 86.02

注:以年龄、性别为协变量,做协方差分析(ANOVA),与正常对照组比较,$^{\triangle}P<0.05$;抑郁组、焦虑组与共病组比较 P 均>0.05

2. 脑电地形图 α 频带的绝对功率值

由表 2 - 21 可知,与正常对照组比较,共病组左中央区的 α_2 功率值和左枕区的 α_1、α_2 功率值均显著下降;抑郁症组左、右枕区的 α_2 功率值显著下降;焦虑组各脑区的 α 功率(α_1、α_2、α_3)与正常对照组无显著性差异。三组患者之间比较,各脑区的 α 功率(α_1、α_2、α_3)均无显著性差异。

表 2 - 21　各组脑电地形图 α 频带的绝对功率值比较

脑区	α频带	共病组 ($n=25$)	抑郁组 ($n=30$)	焦虑组 ($n=20$)	对照组 ($n=32$)
左前额	α_1	$3.49\pm3.21^{\triangle}$	3.92 ± 3.22	$4.42\pm3.84^{\triangle}$	4.54 ± 4.08
	α_2	9.12 ± 9.46	8.76 ± 11.69	9.92 ± 7.14	14.35 ± 15.32
	α_3	3.12 ± 2.97	2.67 ± 2.45	3.48 ± 2.53	3.52 ± 2.92
左后额	α_1	3.97 ± 3.44	4.73 ± 3.99	4.57 ± 3.45	5.49 ± 5.07
	α_2	10.04 ± 9.51	10.82 ± 13.11	10.75 ± 8.19	17.61 ± 20.25
	α_3	3.73 ± 3.38	3.77 ± 4.07	4.02 ± 2.76	4.34 ± 3.74
左中央	α_1	3.31 ± 2.70	5.02 ± 5.12	4.29 ± 3.82	5.47 ± 5.03
	α_2	$9.26\pm7.52^{\triangle}$	14.25 ± 12.76	12.98 ± 14.16	19.99 ± 25.20
	α_3	4.49 ± 4.76	5.32 ± 5.45	4.88 ± 4.12	5.32 ± 4.71
左顶	α_1	5.25 ± 6.11	6.79 ± 7.05	6.42 ± 6.98	5.27 ± 5.00
	α_2	24.49 ± 41.76	22.58 ± 22.35	23.50 ± 27.16	23.39 ± 24.94
	α_3	7.60 ± 7.99	8.50 ± 11.95	9.76 ± 8.40	7.27 ± 7.16
左枕	α_1	$3.29\pm3.16^{\triangle}$	4.04 ± 4.20	6.26 ± 9.61	6.40 ± 6.34
	α_2	$15.87\pm23.81^{\triangle}$	$12.76\pm12.52^{\triangle\triangle}$	24.62 ± 40.06	34.84 ± 35.05
	α_3	9.34 ± 21.22	7.38 ± 15.61	6.38 ± 4.99	10.35 ± 10.50

续表

脑区	α频带	共病组 ($n=25$)	抑郁组 ($n=30$)	焦虑组 ($n=20$)	对照组 ($n=32$)
右前额	α_1	3.54±3.78	4.18±3.41	5.05±4.52	4.47±4.02
	α_2	9.17±9.65	9.07±11.94	11.18±8.52	13.94±14.77
	α_3	3.13±3.01	2.72±2.43	3.82±2.90	3.65±3.05
右后额	α_1	3.85±3.36	4.89±4.05	5.35±4.44	5.38±4.93
	α_2	9.49±9.44	10.49±12.17	12.26±9.39	16.02±16.13
	α_3	3.47±3.23	3.32±2.78	4.16±2.82	4.34±3.77
右中央	α_1	3.41±2.86	5.08±4.73	4.46±4.18	5.39±4.69
	α_2	9.97±9.26	13.46±12.31	13.80±16.95	16.76±15.49
	α_3	4.70±4.82	4.55±3.69	4.78±3.41	5.13±4.56
右顶	α_1	6.00±7.99	7.93±10.34	6.06±6.99	5.78±5.15
	α_2	28.22±49.16	29.96±47.91	22.86±28.90	25.70±26.46
	α_3	10.09±11.75	11.14±19.14	9.60±8.78	8.88±10.12
右枕	α_1	3.89±3.70	5.68±6.66	6.73±8.88	6.81±6.51
	α_2	21.97±34.52	19.72±21.59△△	29.82±42.02	43.34±43.18
	α_3	15.12±38.75	9.13±15.77	9.37±8.53	12.73±17.82
左前额	α_1	2.34±1.96	2.91±2.49	2.55±1.79	3.51±3.88
	α_2	5.96±5.38	6.57±7.73	6.26±4.65	10.02±12.63
	α_3	2.41±2.32	2.20±1.90	2.22±1.27	2.62±2.29
左中额	α_1	1.90±1.41	3.12±2.96	2.53±2.40	2.93±2.81
	α_2	5.03±3.82	7.92±7.48	6.64±7.61	7.99±7.79
	α_3	2.55±2.30	3.07±2.94	2.96±3.03	2.83±2.38
左后额	α_1	4.29±4.87	5.37±6.69	3.86±4.59	3.29±3.63
	α_2	19.24±32.81	15.04±17.11	15.63±22.06	10.87±14.95
	α_3	4.97±5.73	4.30±4.54	5.79±5.64	3.68±3.08
右前额	α_1	2.77±3.22	3.17±2.81	2.86±2.13	3.06±3.19
	α_2	6.65±6.82	6.75±8.10	7.09±5.53	9.24±12.73
	α_3	2.35±2.09	2.32±2.11	2.72±1.85	2.62±2.39
右中额	α_1	2.07±1.60	3.31±3.84	2.70±2.51	2.75±2.54
	α_2	6.78±8.54	7.60±7.38	7.41±9.04	8.16±12.35
	α_3	3.07±3.23	2.75±2.42	2.75±1.62	2.89±2.99
右后额	α_1	4.53±4.83	6.83±9.58	4.79±5.31	3.80±4.09
	α_2	19.70±29.83	20.38±28.43	18.85±24.42	13.95±15.45
	α_3	6.87±9.37	6.33±8.99	6.21±5.05	4.69±5.11

注:以年龄、性别为协变量,作协方差分析(ANOVA),与正常对照组比较,△$P<0.05$,△△$P<0.01$;抑郁组、焦虑组与共病组比较,P均大于0.05

3. 脑电地形图 α 频带右/左功率比

由表 2－22 可知，共病组后额区的 α_3 频带的右/左功率比与正常对照组存在显著性差异；焦虑组前额区的 α_1 频带、后额区的 α_2 频带、顶区的 α_1 频带的右/左功率比与正常对照组存在显著性差异。三组患者之间比较，各脑区的右/左功率均无显著性差异。

表 2－22　各组脑电地形图 α 频带右/左功率比比值的比较

	共病组 (n＝25)	抑郁组 (n＝30)	焦虑组 (n＝20)	对照组 (n＝32)
前 α_1	0.0164±0.0712	0.0214±0.0902	0.0394±0.1179△	−0.0062±0.0655
α_2	0.0138±0.0672	0.0130±0.0831	0.0258±0.0963	−0.0082±0.0741
额 α_3	0.0085±0.0775	0.0177±0.0742	0.0287±0.0896	0.0249±0.0710
后 α_1	−0.0037±0.0874	0.0106±0.1148	0.0365±0.1429	−0.0123±0.0859
α_2	−0.0124±0.0845	0.0002±0.1227	0.0385±0.1297△	−0.0160±0.0760
额 α_3	−0.0292±0.0830△	−0.0054±0.1477	0.0138±0.0635	0.0148±0.0645
中 α_1	0.0006±0.0954	0.0020±0.0877	0.0061±0.1040	−0.0051±0.1023
α_2	0.0043±0.1485	−0.0267±0.1342	0.0198±0.1027	−0.0255±0.1274
央 α_3	−0.0018±0.1184	−0.0255±0.1173	0.0027±0.0846	−0.0069±0.1150
顶 α_1	0.0440±0.1235	0.0218±0.1628	−0.0267±0.1170△	0.0446±0.1241
α_2	0.0874±0.1513	0.0124±0.2178	−0.0169±0.1257	0.0259±0.2673
部 α_3	0.0842±0.1812	0.0102±0.2342	−0.0093±0.1082	0.0241±0.2608
枕 α_1	0.0666±0.1931	0.1041±0.2098	0.0422±0.1551	0.0448±0.2867
α_2	0.1391±0.2128	0.1301±0.2474	0.0899±0.1739	0.0632±0.2951
部 α_3	0.0965±0.1662	0.1114±0.2285	0.0467±0.1517	0.0143±0.2331
前 α_1	0.0512±0.1126	0.0120±0.1290	0.0329±0.1089	−0.0351±0.1728
α_2	0.0388±0.1267	−0.0096±0.1596	0.0321±0.1055	−0.0294±0.1673
额 α_3	0.0218±0.1391	0.0187±0.1331	0.0510±0.1458	0.0082±0.1088
中 α_1	0.0353±0.1438	0.0004±0.1617	0.0077±0.1562	−0.0147±0.1430
α_2	0.0475±0.2474	−0.0172±0.2157	0.0389±0.1493	−0.0323±0.1833
额 α_3	0.0186±0.1914	−0.0129±0.1681	0.0322±0.1547	−0.0059±0.1552
后 α_1	0.0180±0.2478	0.0897±0.1820	0.0915±0.1903	0.0554±0.1964
α_2	0.0476±0.2984	0.0910±0.2413	0.1165±0.2509	0.0941±0.3317
额 α_3	0.0370±0.2656	0.1196±0.2031	0.0612±0.1976	0.0475±0.2298

注：以年龄、性别为协变量，作协方差分析（ANOVA），与正常对照组比较，△$P<0.05$；抑郁组、焦虑组与共病组比较，P 均大于 0.05

4. HAMD、HAMA 量表评定结果与血浆 NE、5 - HT 浓度、各脑区 α 频带绝对功率值的相关性

以 Spearson 等级相关法检验发现，三组患者的血浆 NE、5 - HT 浓度、各脑区 α 频带绝对功率值与各评定量表分值间均无显著相关性（$P>0.05$）。

（三）讨论

1. 生物学因素

通过生物学测量区分不同疾病是非常有效的方法。然而，令人遗憾的是，绝大多数精神障碍尚未发现独特的生物学标志，焦虑障碍和抑郁障碍也不例外。已有的研究证实，焦虑障碍和抑郁障碍的生物学特性存在着许多交迭。

Bunney 等首先提出了抑郁症 NE 功能降低的假说。但后来的大量研究发现，抑郁症患者脑脊液和血浆中 NA 浓度与焦虑严重程度明显相关，而与抑郁严重程度无关。Mathew 等也报道，广泛性焦虑患者与正常对照组相比，血浆儿茶酚胺浓度升高，尿中儿茶酚胺排出增多。本研究发现三组患者的血浆 NE 浓度均显著高于正常对照组（$P<0.05$），但共病组与抑郁组和焦虑组无明显差异（$P>0.05$），提示共病患者和抑郁症与焦虑症患者一样均存在外周交感神经兴奋性增高，血浆 NE 浓度不能鉴别抑郁症和焦虑症。

早在 1965 年 Coppen，Shaw 等人就发现，中枢缺乏 5 - HT 能引起抑郁，后来又有不少学者证实了这一结论。近年来研究发现，5 - HT 功能在人和动物的焦虑反应中起着重要作用。Graeff（1991）研究得出，应激性刺激能激活下丘脑 5 - HT$_{1A}$ 突触后受体，表现出适应性和保护性焦虑，而在前脑边缘部过分刺激 5 - HT 受体，也可引起焦虑。而焦虑和抑郁障碍之所以常常共存，有人认为是由于两者均存在 5 - HT$_2$ 受体功能亢进所致，但也有人认为 5 - HT$_{1A}$ 受体功能异常可能是两者共存的桥梁。本研究发现抑郁症组的血浆 5 - HT 浓度显著低于正常对照组（$P<0.05$），提示抑郁症患者存在 5 - HT 功能低下。但共病组和焦虑症组的血浆 5 - HT 浓度与正常对照组无显著差异（$P>0.05$），三组患者之间血浆 5 - HT 浓度也无显著差异（$P>0.05$），仅共病组和焦虑症组的血浆 5 - HT 浓度稍高于抑郁症组，说明前两者的焦虑症在一定程度上升高了血浆 5 - HT 浓度，在一定程度上支持病理性焦虑是由 5 - HT 能活性亢进所致的观点。

大量研究证实，大脑中 NE 和 5 - HT 系统存在着密切联系，大多数新型抗抑郁药也是通过 NE 和 5 - HT 系统同时发挥作用的。本研究也发现多数患者同时存在 NE 和 5 - HT 系统异常，提示 NE 和 5 - HT 之间可能存在着某种联系。

有研究发现，短暂心因性抑郁、亚临床抑郁的学生和现患或曾患抑郁患者的额区左侧比右侧有着更高的 α 功率，同时他们还发现，在顶部右侧比左侧活动性降低，而其他研究却未发现顶区的不对称性。Heller 等认为某些 EEG 研究未能发现抑郁症右顶活动性减少的证据是由于共存焦虑障碍的影响，而 Liotti 等研究

发现焦虑症可能有着与抑郁障碍相反的顶颞区半球活动性模式。

从绝对功率值来看,本研究发现,与正常对照组比较,共病组左中央区的 α_2 功率值和左枕区的 α_1、α_2 功率值均显著下降;抑郁症组左、右枕区的 α_2 功率值显著下降;焦虑组各脑区的 α 功率(α_1、α_2、α_3)与正常对照组无显著性差异。由此提示共病组和抑郁组患者均存在后脑区的功能障碍,而焦虑组却未见异常。

近年来较多学者倾向于通过对左右半球对应点 EEG α 功率的右/左比率的比较来反映病人的左右半球功能不对称性的特点。本研究发现,共病组后额区的 α_3 频带的右/左功率比与正常对照组存在显著性差异;而抑郁组各脑区右/左功率比与正常对照组无显著性差异。这与 Bruder 等的研究结果一致。同时本研究还发现,焦虑组前额区的 α_1 频带、后额区的 α_2 频带、顶区的 α_1 频带的右/左功率比与正常对照组存在显著性差异,说明焦虑组有着与共病组相互区别的大脑半球功能不对称特点。

本研究还发现三组患者的血浆 NE、5-HT 浓度、各脑区 α 频带绝对功率值与各评定量表分值间均无显著相关性($P>0.05$),提示血浆单胺类神经递质浓度和各脑区 α 频带绝对功率值与病情严重程度无关,这与文献报道一致。这可能与个体差异和样本离散度大有关。另外,由于 95% 以上的抑郁症至少存在一种焦虑症状,20%~65% 的焦虑症也存在着抑郁,临床上很难找到单纯焦虑症或抑郁症患者,故本研究中的抑郁症组患者也存在达不到焦虑症诊断标准的焦虑症状,焦虑症组患者也存在达不到抑郁症诊断标准的抑郁症状,这也可能对本研究的结果产生一定影响。

综上所述,焦虑和抑郁障碍共病与抑郁障碍和焦虑障碍一样,确实存在着生物学特性的异常,但这对焦虑和抑郁障碍并无特异性。

五、综合分析

(一) Logistic 回归分析

以 Y[共病组=1,非共病组(抑郁组和焦虑组)=0]为因变量,以上述单因素分析结果显示共病组和抑郁组或焦虑组存在显著差异的因素作为自变量,并且分别量化为 X_1(性别,女=1,男=2)、X_2(实际年龄)、X_3(职业,脑力劳动者=1,体力劳动者=2)、X_4(疾病严重程度,工作效率下降=1,不能工作=2)、X_5(求医行为,主动=1,欠主动=2,被动=3)、X_6(急诊,是=1,否=2)、X_7(病程演变形式,急性发作=1,间隙发作=2,慢性迁延=3)、X_8(起病年龄)、X_9(显效时间)、X_{10}(躯体症状,心脏症状,有=1,无=2)、X_{11}(植物神经症状,有=1,无=2)、X_{12}(生物学症状,日夜变化,有=1,无=2)、X_{13}(性症状,有=1,无=2)、X_{14}(体重下降,有=1,无=2)、X_{15}(自杀,有=1,无=2)、X_{16}(早醒,有=1,无=2)、X_{17}(记忆和注意,有=1,无=2)、X_{18}(HAMD 总分)、X_{19}(HAMA 总分)、X_{20}(社会支持总分)、X_{21}(客观支持分)、X_{22}(主观支持分)、X_{23}(A 型行为总分,TH＋CH)、X_{24}(A 型行为,CH)、X_{25}(EPQ,N 原始分)、X_{26}(防御机制,幻想)、X_{27}(幽默)、X_{28}(反作用形成)、X_{29}(血浆 5－HT 浓度)、X_{30}(血浆 NE 浓度)、X_{31}(左中央区 a_2 功率)、X_{32}(左枕 a_1 功率)、X_{33}(左枕 a_2 功率)、X_{34}(右枕 a_2 功率)。首次引进 X_{1-18} 个自变量进行 Logistic 回归分析,进入方程的自变量与 X_{18} 以后的自变量(包括上次进入方程的自变量和再引入的自变量总数≤18 个)再进行 Logistic 回归分析,以后计算步骤相同,直到所有的自变量均已引入方程(共分六次计算)。Logistic 回归分析($P_{in}＝0.05$,$P_{out}＝0.1$),最后一次 Logistic 回归分析的拟合度为 83.023,$X^2＝18.693$,$P＜0.001$,判断总准确性 82.69%。具体见表 2－23。

表 2－23 Logistic 回归分析结果

变量	回归系数	标准误	Wald	P	R	OR	OR 的 95% 可信区间	
X_2	0.0968	0.0319	9.1853	0.0024	0.2743	1.1016	1.0348	1.1728
X_5	1.2295	0.4432	7.6961	0.0055	0.2443	3.4195	1.4346	8.1509
X_7	−1.0547	0.3349	9.9192	0.0016	−0.2880	0.3483	0.1807	0.6714
X_8	0.1013	0.0322	9.9170	0.0016	0.2880	1.1066	1.0390	1.1786
X_9	0.0300	0.0131	5.2276	0.0222	0.1839	1.0305	1.0043	1.0574
X_{12}	−1.6777	0.5853	8.2159	0.0042	−0.2552	0.1868	0.0593	0.5883
X_{13}	−1.7746	0.5678	9.7683	0.0018	−0.2852	0.1696	0.0557	0.5160
X_{14}	−1.6352	0.6543	6.2453	0.0125	−0.2109	0.1949	0.0541	0.7028
X_{15}	−2.0698	0.7952	6.7741	0.0092	−0.2236	0.1262	0.0266	0.5998
X_{17}	−1.3495	0.5345	6.3748	0.0116	−0.2141	0.2594	0.0910	0.7394
X_{18}	0.2373	0.0568	17.4611	0.0000	0.4024	1.2678	1.1343	1.4170
X_{19}	0.1497	0.0445	11.3034	0.0008	0.3122	1.1615	1.0644	1.2674
X_{22}	0.1192	0.0514	5.3842	0.0203	0.1883	1.1266	1.0187	1.2460
X_{27}	0.7070	0.2020	12.2495	0.0005	0.3276	2.0279	1.3649	3.0131
X_{28}	0.5903	0.1794	10.8287	0.0010	0.3041	1.8044	1.2696	2.5646

Logistic 回归分析结果显示,年龄大、起病晚、急性发病、主观支持差、幽默和反作用形成防御方式是焦虑和抑郁障碍共病的危险因素,同时也提醒临床医师注意,对不愿求医、生物学症状突出、HAMD、HAMA 评分高和治疗显效时间长的患者要考虑是否有共病的存在。另外,我们还发现血浆 5－HT、NE 及各脑区的 a 功率均未进入回归方程,这也说明这些生物学因素对焦虑和抑郁障碍共病不具特异性。但主观支持和两种防御方式(幽默和反作用形成)是共病的独立危险因素,提醒临床医师在药物治疗时应合并心理治疗,以改变上述两个方面,可能更有利于这类患者的康复。

（二）方法学问题

在过去的 20 年中，由于精神疾病诊断分类系统的修订和研究方法差异，很难找到可比较的有关焦虑和抑郁障碍共病的资料。在以前的研究方法中，诊断概念、诊断范围、时间跨度、评估方法和设计分析方面均存在明显差异。首先，共病研究的核心问题是诊断问题，而目前共病研究的诊断概念不一致，有以下几种情况：(1) 将不同症状之间的共存即诊断为共病，如将同时存在焦虑和抑郁症状的患者均诊断为共病；(2) 将不同综合征的共存诊断为共病，如在 DSM－Ⅳ 中焦虑障碍包括惊恐障碍、社交恐怖、强迫症（OCD）、广泛性焦虑障碍（GAD）和创伤后应激障碍（PTSD），抑郁障碍包括主要抑郁症（MD）和心境恶劣（dysthymic），故焦虑和抑郁障碍共病包括了各种焦虑障碍和抑郁障碍共存的现象；(3) 将不符合诊断标准的亚临床或阈下疾病诊断为共病，如将 Da、ad 和 Ad 均诊断为共病；(4) 将同时符合多个诊断标准的病例诊断为共病，这是 ICD－10、DSM－Ⅳ 所遵循的原则。其次，诊断标准不同，不同的研究使用了 DSM－Ⅲ－R、DSM－Ⅳ 或 ICD－10。第三，时间选择上更是差异显著。以横向联系为主的研究，其时间多为 2 周、4 周、6 个月；以纵向联系为主的研究，时间多选择为 1 年、2 年、3 年甚至终生。第四，共患疾病发病的先后次序不同。有些共病研究的对象为原发抑郁障碍和继发焦虑障碍的共病患者，有些为原发焦虑障碍和继发抑郁障碍的共病患者，还有些则不分原发和继发疾病，笼统称为焦虑和抑郁障碍共病。另外，共病的研究还受到样本的选择（临床样本或社区样本）、研究者的主观因素、患者的回答方式等多方面因素的影响。

本研究选用 DSM－Ⅳ 为诊断工具，选择住院期间（6～8 周）同时符合 DSM－Ⅳ 主要抑郁症和广泛性焦虑障碍（或惊恐障碍）的诊断标准，且以主要抑郁障碍为主要诊断的患者为研究对象，以仅符合 DSM－Ⅳ 主要抑郁症或广泛性焦虑障碍（或惊恐障碍）诊断标准的患者为对照，大大减少了研究方法对共病研究结果的影响。但由于本研究样本较小，未采用配对研究，可能会对结果产生一定影响。

从本研究的现有结果来看，这类焦虑和抑郁障碍共病（指原发主要抑郁症和继发焦虑障碍共病）既具有某些焦虑障碍的特征，又具有某些抑郁障碍的特征，但它是不是一种独立的疾病类型，目前尚不能肯定。然而，正如严善明指出的，诊断与分类绝不是任意的，必须具有一定的效度。而进行效度检验可资利用的手段之一就是对病程和结局加以研究，只有随访结果大体相近的疾病作为一类来研究才有出路，如果病程和结局大不相同，就不能认为是同一类疾病，故这类焦虑和抑郁障碍共病的性质还有待于进一步随访研究来澄清。另外，另一类焦虑和抑郁障碍共病，即原发焦虑障碍和继发主要抑郁症的共病患者是否也具有类似的特征呢？也有待于今后进一步研究证实。

六、小结

1. 临床现象学方面

（1）共病组较抑郁组和焦虑组年龄大、起病晚；（2）共病组以急性起病为主，抑郁组和焦虑组以间隙发作和慢性迁延为主；（3）共病组临床症状较抑郁组和焦虑组重；（4）共病组社会职业功能损害较抑郁组和焦虑组重；（5）共病组和抑郁组一样具有较高的自杀意念或行为的发生率；（6）共病组的家族史与抑郁组相似；（7）共病组的主要症状群与抑郁组相似，但躯体化症状具有焦虑组的特征；（8）共病组的病程、近期预后与抑郁组和焦虑组无显著差异，但共病组的显效时间显著长于焦虑组，稍长于抑郁组。

2. 心理社会因素方面

（1）共病组的负性生活事情评分与抑郁组、焦虑组无显著差异；（2）共病组的社会支持分显著高于抑郁组，而与焦虑组无显著差别；（3）共病组存在家庭功能缺陷，但显著轻于抑郁组和焦虑组；（4）共病组的 A 型行为发生率与抑郁组相似，显著低于焦虑组，而共病组的 TH 因子分与焦虑组一样，显著高于正常对照组；（5）共病组和抑郁组、焦虑组一样，EPQ 的 N 因子分均显著高于国内常模；（6）在防御方式的使用上，共病组与抑郁组、焦虑组既有相似之处，如三组均较多使用解除，共病组与抑郁组均较少使用期望；但三组间又有不同之处，如共病组与焦虑组比较，前者较多使用幽默，较少使用反作用形成；而共病组与抑郁组比较，前者较少使用幻想。

3. 生化、电生理方面

（1）共病组存在着血浆单胺神经递质的异常，但与抑郁组、焦虑组均无显著差异；（2）尽管共病组、抑郁组和焦虑组的 a 功率值和右/左 a 功率比无显著性差异，但与正常对照组相比，三组均具有各自的特征。

年龄大、起病晚、急性发病、主观支持差、幽默和反作用形成防御方式是焦虑和抑郁障碍共病的危险因素，同时对不愿求医、生物学症状突出、HAMD、HAMA评分高和治疗显效时间长的患者要考虑是否有共病的存在。

总之，焦虑和抑郁障碍共病具有不同于抑郁障碍和焦虑障碍的特征，但目前的证据尚不足以证明焦虑和抑郁障碍共病是一种新的疾病单元。

第四节　抑郁障碍和焦虑障碍共病的分类研究

焦虑障碍和抑郁障碍是临床常见的两组综合征，在目前的分类系统中是可以相互区别的诊断实体。焦虑障碍包括惊恐障碍、社交焦虑障碍（SAD）、强迫症（OCD）、广泛性焦虑障碍（GAD）、创伤后应激障碍（PTSD）等；抑郁障碍包括抑郁症(major depression,MD)和心境恶劣(dysthymic)。两种障碍常常在同一个体共存,即称为焦虑和抑郁障碍共病(comorbid anxiety and depression)。据报道,在初级保健人群中,焦虑和抑郁障碍共病占 19.2%,单纯焦虑障碍占 12.8%,单纯抑郁障碍占 10.3%。而焦虑和抑郁障碍共病与单一焦虑或抑郁障碍相比,前者具有症状重、病程慢性化、社会功能损害重、自杀率高和预后差等特点,故焦虑和抑郁障碍共病的治疗已引起了临床医生的重视。

一、抑郁障碍和广泛性焦虑障碍共病

1. 流行病学

美国 ECA 和美国全国共病调查(NCS)均发现广泛性焦虑障碍(GAD)在普通人群中是一种常见障碍(患病率为 3.1%~3.8%),但不共患其他精神障碍的"单纯"GAD 仅占总 GAD 的1/3。在 NCS 中,90%的终生 GAD 患者具有另一个终生精神病学诊断,最常见的是抑郁症和恶劣心境,其次是物质滥用、单纯恐惧和社交恐惧。不同时共患抑郁症的 GAD 患者,社交恐惧和单纯恐惧是最常见的共病诊断。在基层精神卫生机构,80%~90%的患 GAD 病人同时共患其他的精神障碍,并且他们几乎均具有另一种终生精神病学诊断。在 NCS 中,GAD 患者当前共患 MD 的发生率为 39%,共患恶劣心境为 22%。具有终生 GAD 诊断的患者中,共患 MD 占 62%,共患恶劣心境占 39%。

GAD 可能是 65 岁以上老年人中最常见的焦虑障碍,并且绝大多数 GAD 患者存在共病。Lindesay 等发现,社区中 91%的老年 GAD 患者共患抑郁症。Manela 等也报道 70%的社区老年 GAD 患者共患抑郁症,36%共患恐惧障碍,单纯 GAD 只占 18%。

2. 可能病因

Kendler 等对双生子研究发现,GAD 和 MD 具有遗传相关性,家庭环境在两种障碍中均无病因学作用。Neale 和 Kendler 认为,造成 GAD 的因素——遗传和环境,升高了抑郁障碍的危险性。Roy 等对不同性别双生子的研究显示,GAD 和抑郁障碍具有共同的遗传易感受性,而且环境决定作用是相对明显的。他们的结论与这些障碍相关生活事件的差异是一致的。如,Finlay-Jones 和 Brown 的研究显示,抑郁障碍与损失性事件相关(如爱人死亡),而焦虑障碍与危险性的事件相关(如死于疾病的伤害)。

3. GAD 共病对患者功能的影响

Kessler 等比较了单纯 GAD、单纯 MD 以及两者共病患者的工作角色和社会角色的损害,结果显示:①任一种障碍均比无障碍者的角色损害重;②这些障碍具有可比较的角色损害;③控制其他共患障碍和社会人口学差异后,共病患者比单纯障碍患者损害重。

在 NCS 中,当 GAD 共患情感障碍时,残疾和功能障碍的发生率明显升高。在治疗有效的患者中,单纯 GAD 患者中仅有 28％报道症状影响了日常活动,而 GAD 共病患者中有 51％报道症状影响了日常活动。30％单纯 GAD 患者存在人际问题,46％的 GAD 和抑郁症共病患者存在人际问题,64％的 GAD 和双相障碍共病患者存在人际问题。同样,抑郁症共患 GAD 的患者比单纯抑郁症功能损害严重,而单纯抑郁症和单纯 GAD 的功能损害相似。与单一抑郁症相比,GAD 和抑郁症共病患者的症状更严重,自杀的危险性更高。

WHO 使用 Sheehan 大体残疾量表评估共患精神障碍的 GAD 患者(46.3％)的社交残疾显著高于单纯 GAD 者(25.0％),也显著高于不伴精神障碍的躯体障碍患者(19.5％)。相似的结果也可见于病程标准不满足的 GAD 患者(GAD 共病患者为 42.3％,单纯 GAD 24.3％,躯体障碍者 19.5％)。Sherbourne 等报道,共患焦虑的慢性躯体疾病者具有较低水平的功能和幸福感。

4. GAD 共病对医疗费用的影响

共病使 GAD 患者更多地寻求帮助。Bland 等发现,43％的共病患者曾寻求过帮助,而单纯 GAD 仅为 26％,并且共病者更有可能因为焦虑而寻求帮助。

有研究显示,共病患者比非共病患者需要进行更多的实验室检查、咨询更多的专家、服用更多的药物和需要更多的住院时间,因此,GAD 共病患者需要更多的健康资源花费。

在 NCS 中,48％的治疗有效的单纯 GAD 患者寻找过职业帮助,25％在某一时点具有 GAD 症状者曾服用药物治疗;而治疗有效的 GAD 共病患者分别为 68％和 46％。大约 16％的单纯 GAD 在过去的一年中接受过精神科门诊治疗,而共患抑郁症的 GAD 患者为 31％,共患双相障碍的 GAD 患者为 32％。

一项包括 1 042 例 GAD 患者的研究中显示,共患其他障碍者比单纯 GAD 需要更多的医疗费用。共病患者需要较多的用于实验室检查、药物、住院和生产力丧失的费用。住院和生产力丧失是共病患者(与非共病患者相比)两个主要的花费。

5. 治疗

在治疗方面:(1) 由于苯二氮䓬类药物(BZD)对抑郁障碍和 GAD 共病患者疗效较差,临床很少单用 BZD 来治疗这类患者。(2) 丁螺环酮也有抗抑郁效果,大剂量时(30～60 mg/d)能有效治疗抑郁障碍和 GAD 共病患者。(3) 三环类抗抑郁药(TCAs)治疗抑郁障碍和 GAD 共病患者有效。(4) 也有研究证实文拉法辛(venlafaxine)对 MD 和 GAD 共病患者治疗有效,如果使用抗抑郁药使抑郁症状改善后仍存在焦虑,可加用抗焦虑药,比如丁螺环酮或 BZD。(5) 米氮平(mirtazapine)能显著改善抑郁症状和减轻早期焦虑。Goodnick 等让同时符合 MD 和 GAD 诊断标准的 10 例患者接受 8 周的米氮平开放治疗,结果发现米氮平能同时减轻 MD 和 GAD 共病患者的焦虑和抑郁症状，且症状的改善从第 1 周开始，8 周内持续改善。值得重视的是，米氮平不但能改善 HAMD 的睡眠障碍和焦虑/躯体化因子分，还能改善 HAMD 的认知障碍和阻滞因子分，故米氮平有望成为治疗 MD 和 GAD 共病的一线药物。

6. 预后

GAD 共病与更差的预后相关。Sherbourne 和 Wells 发现，具有更多抑郁症状的 GAD 患者康复率比无抑郁症状者更差。在 Harvard/Brown 焦虑障碍研究（HARP）中，GAD 共病患者一年后的缓解率是单一 GAD 缓解率的一半。在一项接受去甲替林或人际心理治疗的 157 例抑郁症患者的前瞻性研究中，两种治疗均有效，共患 GAD 的患者康复时间更长。

二、抑郁障碍和惊恐障碍共病

1. 流行病学

ECA 资料提示惊恐障碍在普通人群中很常见（约 10%），其中 67% 的惊恐障碍（114/171）共患其他精神障碍。惊恐障碍和抑郁障碍经常共存，Lvdiord 等报道高达 60% 的 MD 患者存在着焦虑症状，其中 20%～30% 符合惊恐障碍；1/3 的惊恐障碍患者在一生中的某段时间有过重性 MD 发作。近 1/3 的共病患者先出现惊恐发作，1/3 以上的患者先出现抑郁症状，其余患者两组症状同时发生。另有研究显示，24%（7%～61%）的惊恐障碍患者共患抑郁障碍，其中恶劣心境较 MD 更常见。惊恐障碍患者伴有不符合 MD 诊断标准的抑郁症状（Beck 抑郁量表的评分≥15.3）的发生率更高。有研究发现，14% 的 MD 共患惊恐障碍，另约 18% 的 MD 患者经历了惊恐发作。当考虑 MD 的终生发作史时，惊恐障碍共患 MD 的发生率大大增高，达 63%～68%。Weissman 等研究表明，MD 先证者的家庭成员中惊恐障碍的危险性升高，反之亦然。这支持两者具有共同遗传易感受性的假说。Noyes 等和 Stein 等研究证实，具有当前或过去 MD 发作史的惊恐障碍患者具有更长的病程、更严重的症状、更频繁的惊恐发作、更严重的恐怖回避，并且更可能与人格障碍有关。Coryell 等的一项 2 年随访研究显示，共病患者具有较高的复发率。Lesser 等和 Noyes 等发现，只有 36%～45% 的惊恐障碍患者具有终生抑郁障碍史，但他们的研究排除了原发抑郁症共患的惊恐障碍。就终生共病而言，原发性惊恐障碍和原发性抑郁症具有相似的发生率。

2. 可能病因

惊恐障碍和抑郁障碍患者对生物刺激的反应存在大量交迭（表 2-24），两者均表现异常的有 TSH 对 TRH 反应迟钝、GH 对可宁定反应迟钝和 ACTH 对 CRH 反应迟钝（提示 HPA 轴活性亢进）。

表 2 - 24　抑郁障碍和惊恐障碍的生物学比较

生物学试验	惊恐障碍	抑郁障碍
TSH 对 TRH 反应迟钝	＋	＋
GH 对可宁定反应迟钝	＋	＋
ACTH 对 CRH 反应迟钝	＋	＋
血小板 IMI 结合位点减少	－	＋
REM 潜伏期缩短	－	＋
睡眠剥夺呈阳性反应	－	＋
DST 脱抑制	＋	＋
育享宾诱导焦虑	＋	－
乳酸盐诱导焦虑	＋	－（无惊恐时）
氟伏沙明诱导的焦虑	＋	－（无惊恐时）

　　然而，有些异常只在抑郁障碍出现，如血小板氯丙咪嗪结合位点减少、REM潜伏期缩短和睡眠剥夺呈阳性反应。尽管有研究认为 DST 脱抑制只见于抑郁障碍，但 Corvell 等发现，在不伴有抑郁症状的惊恐障碍的门诊患者也存在 DST 脱抑制，与门诊的抑郁障碍患者相似。

　　同样，有些生物学异常只见于惊恐障碍，如惊恐障碍患者育亨宾刺激试验能产生较大的焦虑反应，而抑郁障碍则无。相反，乳酸盐诱导的惊恐是惊恐发作患者所特有，无惊恐障碍史的抑郁障碍患者对乳酸盐不敏感。Targum 报道，氟伏沙明诱导的焦虑反应在惊恐障碍患者最突出，较少见于惊恐性抑郁障碍，而未见于非惊恐性抑郁障碍。

　　3. 惊恐障碍共病与自杀

　　Weissman 等对美国流行病责任区研究（ECA）的资料进行分析发现，47％的惊恐障碍病人具有自杀观念，20％的惊恐障碍者有自杀未遂史，而未达惊恐障碍诊断标准的惊恐发作者的自杀未遂发生率为 12％，其他精神障碍者为 6％，无精神障碍者仅为 1％。Johnson 等对同一组 ECA 的资料进行再分析，发现惊恐障碍和抑郁症共病患者的自杀未遂发生率为 19.5％，远高于单纯惊恐障碍的发生率（7％），后者的自杀未遂危险性与重性抑郁相当（7.9％）。可见，当共存抑郁障碍时，惊恐障碍的自杀危险性升高了 2～3 倍。有研究显示，近 30％的惊恐障碍患者具有共患的抑郁障碍，如果包括终生共患率，可达 60％；40％的惊恐障碍存在人格障碍的诊断，大约 40％的患者存在物质依赖，其中有部分重叠。

　　Coryell 等认为惊恐障碍患者的自杀危险性升高可能与同时存在的继发性障碍如抑郁和酒中毒有关，而后者具有很高的自杀死亡率。Lepine 等研究认为，单纯惊恐障碍的自杀未遂发生率可达 17%,但后来他们发现,所谓的单纯惊恐障碍者中有许多人是因共患的重症抑郁发作病程不足 2 周,而未下共病的诊断。Rudd 等评估了 209 例有自杀行为的门诊患者,发现惊恐障碍不是一个独立的危险因子,和其他焦虑障碍一样,仅有惊恐而无抑郁则很少发生自杀观念,当与情感障碍共患时,它才是一个危险因素。Cox 等发现惊恐障碍患者的自杀观念和自杀未遂与抑郁症状有关,尽管抑郁症状并不满足重性抑郁的诊断标准,但他们的 Beck 抑郁量表评分均在中到重度抑郁。Korm 等研究发现,惊恐发作时的抑郁性惊恐患者比非抑郁性惊恐患者具有更高的攻击倾向,而自杀与攻击相关的惊恐、冲动性、自杀危险和暴力危险等因素均存在高度相关性。Reich 发现,惊恐障碍患者的疗效差与共患的反社会性、边缘性、表演性和自恋性人格障碍显著正相关。Friedman 等研究发现,单纯惊恐障碍的自杀观念和自杀未遂发生率仅均为 29%,而惊恐障碍和边缘性人格障碍共病的自杀观念和自杀未遂发生率分别为 27%和25%,故他们得出共患的边缘性人格障碍增加了惊恐障碍患者产生自杀观念和自杀未遂的风险。Lepine 等也证实较高的自杀危险性完全是由于共患的抑郁、成瘾或(边缘性)人格障碍所致。

King 等对 346 例门诊抑郁症研究发现:①终生共患惊恐发作和惊恐障碍使抑郁症患者的自杀危险性升高近 2 倍;②有惊恐发作史患者的自杀未遂发生率显著高于无惊恐发作史患者(两者分别为 26.9%和16.8%);③具有惊恐发作史(每周少于 1 次)的患者的自杀未遂发生率显著高于具有惊恐障碍史(每月至少 3 次惊恐发作)的患者(两者分别为 32.3%和21.5%);④当考虑到抑郁和惊恐的发生先后时,发现在首次惊恐发作前患抑郁症的自杀未遂发生率显著高于两者同时发生或首次惊恐发作后发生抑郁者(分别为34.5%、21.8%和22.6%)。

4. 治疗

(1) BZD:Noves 等发现共患的 MD 影响 BZD 对惊恐障碍的疗效。

(2) TCAs:Keller 等比较了阿普唑仑、丙咪嗪和安慰剂对惊恐伴中度抑郁患者的疗效,结果显示阿普唑仑和丙咪嗪在抗惊恐和抑郁方面优于安慰剂,但在减少惊恐发生率或严重性方面丙咪嗪优于阿普唑仑。表明多数中度 MD 与惊恐障碍共病患者用抗抑郁药有效,辅助 BZD 治疗有助于控制残余焦虑。

(3) 单胺氧化酶抑制剂(MAOIs):MAOIs 对 MD 和惊恐障碍共病的疗效优于 TCAs,特别是不典型 MD 伴惊恐障碍时,但鉴于它的食谱限制,故只用于至少两类抗惊恐药物无效的患者。

(4) 选择性五羟色胺回收抑制剂(SSRIs):SSRIs 具有抗抑郁和抗惊恐特性,可用以治疗这类共病患者。

(5) 奈法唑酮(nefazodone):被用来治疗 55 名惊恐障碍和 MD 共病患者,在每日 500 mg 时,奈法唑酮疗效显著优于 250 mg/日的丙咪嗪和安慰剂,且它的耐受性优于丙咪嗪。

（6）ECT（electroconvulsive therapy）：Figiel 等观察了 ECT 对 8 名反复发作 MD 和惊恐障碍共病患者的疗效,发现 ECT（平均7.4 次/人）能改善抑郁症状,且第 4 次开始不再有惊恐发作。

5．小结

综上所述,惊恐障碍患者具有较高的共病率,惊恐障碍共病患者症状重、病程长、预后和治疗反应差,并且惊恐障碍共病大大增加了患者的自杀风险,需引起临床医生的重视。

三、抑郁障碍和强迫症共病

强迫症（OCD）是一类常见的发病年龄相对较早、呈慢性波动性病程的疾病。目前精神科医生普遍认识到 OCD 常共患有不属于其基本症状的其他精神障碍。

OCD 常共患其他精神障碍。国外大多数研究表明至少 50% 的病人共患轴 I 的其他障碍,多数病人至少可达到轴 Ⅱ 的一种人格障碍标准,往往给临床诊断造成一定的困难。国内张岚等研究发现,在 OCD 患者中共病率高达 72.5%,尤以抑郁障碍、焦虑障碍、抽动症和人格障碍居多（见表 2-25）。本研究就 OCD 的共病问题作一综述。

表 2-25 120 例 OCD 患者共患的精神障碍类型的当前共病率和终生共病率

	当前共病率例数(n,%)		终生共病率例数(n,%)	
轻性抑郁	24	15.6	40	33.3
重性抑郁	0	0.0	17	14.3
抽动障碍	9	7.5	21	17.5
社交恐惧	6	5.0	13	10.8
单纯恐惧	5	4.2	10	8.3
广泛性焦虑障碍	3	2.5	5	4.2
惊恐障碍	0	0.0	5	4.2
一过性精神病	0	0.0	16	13.3
进食障碍	0	0.0	4	3.3
疑病症	0	0.0	12	10.0
强迫型人格障碍	20	16.7	20	16.7
分裂型人格障碍	12	10.0	12	10.0

1. 流行病学

OCD 和抑郁障碍的关系一直是临床研究较多的问题。Karno 曾报道 56.9% 的 OCD 病人有重性抑郁发作。Kamo 等也发现,近 1/3 的 OCD 患者也患有 MD。Weissman 等分析了 7 个国家的社区调查资料,发现 OCD 病人具有显著的共患终生抑郁的危险(范围为 12.4%～60.3%)。Rasmussen 的研究表明,31.7% 的 OCD 病人同时伴有抑郁,66% 的 OCD 病人一生中有重性抑郁病,85% 的慢性 OCD 病人有继发的抑郁,15% 的 OCD 病人有原发抑郁。袁勇贵等发现,OCD 和抑郁障碍共病率为 35.5%,其中 21.0%(13 例)病人为轻性抑郁、14.5%(9 例)为重性抑郁。张岚等发现,抑郁障碍居 OCD 共病障碍之首,占 47.5%(57/120),其中 40 例(33.3%)病人有轻性抑郁、17 例(14.2%)有重性抑郁。他们还发现,共患抑郁的病人中,39 例(68.4%)报道他们的抑郁继发于强迫症状之后,严重程度与强迫症状消长一致,提示可能为继发性抑郁;10 例(17.5%)病人认为抑郁与 OCD 之间无明显关系,抑郁症状独立于强迫症状,提示是一种原发性抑郁;8 例(14%)病人的抑郁症状与强迫症状交替出现。因此,他们认为 OCD 共患的抑郁可为原发性和继发性抑郁。继发性抑郁是继发于强迫症状所致的精神痛苦和社会功能的损害,而与原发性抑郁的共病率较低。

2. 可能病因

近年有研究提示,OCD 和 MD 在神经生物学上存在共病的基础,如强迫症一级亲属中情感性障碍的患病率增高,两者均有部分患者存在 DST 试验脱抑制,均有部分患者多导睡眠图显示快眼动睡眠(REM)潜伏期缩短,均有部分患者静脉注射可乐定后生长激素反应迟钝,说明二者都与 5-羟色胺神经递质系统的功能紊乱有关。

3. 治疗

抑郁障碍和 OCD 共病的治疗,有人提出了几个策略:

(1)单用氯丙咪嗪:Katz 等比较了氯丙咪嗪治疗 OCD 的疗效,结果发现共患 MD 的 OCD 病人的强迫症状的改善优于不患 MD 的 OCD 病人。

(2)SSRIs+TCAs(如去甲咪嗪、丙咪嗪或氯丙咪嗪):如果氯丙咪嗪因副反应其剂量不能达到 250 mg/d 时,则主张氯丙咪嗪联合 SSRIs,但在加用 SSRIs 前后要测量血浆氯丙咪嗪浓度,以保证它不超过正常高限。Hollander 等发现在氟西汀快速加量期间(20 mg/d→60～80 mg/d),10 个病人中有 6 人发生抑郁症状的加重,其中有 8 人在使用氟西汀基础上加用去甲替林、去甲咪嗪和丙咪嗪后较单用氟西汀有明显改善。

(3)SSRIs+锂盐。

(4)氯丙咪嗪+锂盐或 SSRIs:加用锂盐也有助于治疗某些难治性情感病人,但有一项研究发现,加用锂盐只能改善共病患者的抑郁症状而对强迫症状无效。

（5）药物治疗联合认知行为治疗（CBT）：对抑郁障碍和 OCD 共病也有效，但抑郁心境常会阻碍病人的运动，使之不能参加认知行为治疗。

（6）当其他治疗无效时，ECT 被认为对抑郁障碍和 OCD 共病患者有效。

四、抑郁障碍和社交焦虑障碍共病

社交焦虑障碍（SAD）是最常见的焦虑障碍，并且比其他焦虑障碍更易继发抑郁（22.4%）。SAD 患者在发病后平均 11.9 年发生抑郁症。NCS 得出 SAD 的终生患病率为 13.8%，1 年患病率为 7.9%，远高于 ECA 的结果。

由于 SAD 发病年龄早（特别是在 20 岁前），并且患者自身不能认识到他们的症状（通常是害羞）是一种可治疗的精神障碍，故常常很难发现。在 DSM-Ⅳ 中列出了它的两个亚型，其中近 75% 的 SAD 属广泛型，患者在几乎所有社交场合激起焦虑和/或回避；另一 SAD 亚型占 1/4，包括在一种或几种环境下的社交恐惧，通常为表演场合如公开演讲。广泛型 SAD 共患其他焦虑障碍是非广泛型的 3 倍多，共患情感障碍是非广泛型的 2 倍多。青少年 SAD 更可能共患抑郁症，同时与社交恐惧相关的注意分散易引起学习困难、逃学和其他行为问题，以及酒精和其他物质滥用。

SAD 与共病的因果关系尚不完全清楚。与单纯 SAD 比较，共患精神障碍的患者更可能患有酒精依赖和其他物质依赖障碍，具有更严重的社交和职业功能损害，花费更多的卫生保健资源和更常见的自杀未遂。在初级保健样本中，SAD 的患病率很高，常常和其他精神障碍共病。早期发现和干预可能预防多个共病障碍的发生，每年能减少几十亿美元的经济损失。

1. 流行病学

抑郁症通常使先存的 SAD 更复杂，SAD 患者大大升高了后来发展为抑郁症的危险。早发抑郁症和情感症状的慢性化和持久性的危险性升高也与 SAD 相联系。与 NCS 一致，Breslau 等对一组精神障碍患者进行了评估，结果显示原发焦虑障碍（包括 SAD）具有很高的继发抑郁症的危险，而且，这个结果显示女性发生原发性焦虑障碍的人数是男性的 2 倍，并且女性抑郁症终生患病率比男性高 2 倍。他们认为，这种性别差异可用女性先存在焦虑的比率比男性高来解释。在儿童期经历抑郁症发作的 SAD 患者构成了一个独特的亚群，这些人很可能比晚发性抑郁更易患酒精滥用。SAD 通常与双相抑郁、分裂情感性抑郁或精神病性抑郁、一种或一种以上焦虑障碍、刺激性物质滥用同时共患。

尽管 SAD 经常先于抑郁症发病，它也可继发于后者。Dilsaver 等对 42 例反复发作抑郁症进行了评估，其中 19 例在抑郁症发作后发生了符合 DSM-Ⅲ-R 诊断标准的 SAD。

在美国普通人群常见的精神障碍终生患病率的调查中，SAD 居第三位

(13.1％)，仅次于 MD(17.1％)和酒依赖(14.1％)。Schneier 等研究了来自流行病学多中心研究(ECA)的 4 个美国社区的 SAD 者，发现大多数 SAD 伴有其他焦虑障碍和抑郁障碍，其中 MD 和心境恶劣的发生率为 29％，71％的抑郁障碍和 SAD 共病患者的抑郁障碍是在首次 SAD 后发生的。Weiller 等也发现，在基层保健人群中，33％的 SAD 患者同时符合 MD 诊断标准。

SAD 患者具有很高的发展为抑郁障碍的危险性，而抑郁障碍往往使先存的 SAD 更复杂。当 SAD 与抑郁障碍共存时，临床医生需要鉴别 SAD 和由于抑郁障碍引起的沉默寡言或退缩。

2. SAD 共病与自杀

ECA 研究发现，SAD 共病患者比无精神障碍者具有较高的自杀未遂率，但无终生共病的 SAD 患者自杀未遂率并不升高。Weiller 等在基层保健人群中也发现了相似的结果，即 41.3％的 SAD 共病患者、8.5％的单纯 SAD 患者和 6.5％的正常人具有自杀观念史。故 SAD 自杀危险性的升高一般认为与终生精神障碍(通常是情感和物质滥用障碍)共病史有关。

3. 治疗

抑郁障碍和 SAD 共病患者通常与严重的心理病理机制、功能障碍的加重和自杀企图的升高相联系，故他们的治疗显得特别重要。(1) 对 SAD 伴不典型 MD 的病人来说，MAOIs 是最佳选择。(2) 越来越多的证据显示 SSRIs 对 SAD 共病也有效。如果 SSRIs 无效，清洗 2 周(氟西汀 5 周)后可使用 MAOIs(如苯乙肼或反苯环丙胺)，必要时也可使用高效价 BZD。(3) 由于 TCAs 对社交焦虑障碍无效，故 TCAs 不用来治疗抑郁障碍和 SAD 共病。(4) CBT 对 SAD 存在的误解和认知歪曲有效。

MAOIs 和 SSRIs 被认为是治疗抑郁障碍和 SAD 共病的一线药，配合其他药物(如 BZD)和/或 CBT 能提高疗效，并且维持治疗能预防复发。

4. 小结

绝大多数广泛型 SAD 共患有另一种精神障碍。最常见的共病障碍是抑郁症、惊恐障碍、PTSD 和酒精滥用/依赖。这些其他的精神障碍可能会使 SAD 患者遇到治疗阻抗、症状慢性化和致残。大量证据 SAD 是发生其他精神障碍(特别是抑郁症)的一种危险因素。并且有证据证明共病障碍本身也升高发生其他精神障碍和功能损害的危险。可得的信息提示，SAD 的早期发现和治疗能预防病程慢性化和功能损害的发生。

五、抑郁障碍和创伤后应激障碍共病

创伤后应激障碍(post-traumatic stress disorder，PTSD)是指突发性、威胁性或灾难性生活事件导致个体延迟出现和长期持续存在的精神障碍，其主要临床表现为重复创伤体验、持续的回避和警觉性增高。PTSD 可引起明显的职业、心理和社会功能残疾,给患者本人及其家庭带来严重的经济负担,其患病率为 3%～58%不等。PTSD 发生的原因主要是应激事件,而应激事件本身不仅仅只引起PTSD,同时还会导致其他的精神障碍,因此,PTSD 常与其他精神障碍共病,如:抑郁症、焦虑症、物质滥用、人格障碍、精神分裂症、适应障碍等。共病者无论是在诊断、治疗还是预后方面,都要比单独患 PTSD 者复杂。

1. 流行病学

Breslau 等发现,被诊断为 PTSD 的个体中 83%符合至少一项其他精神障碍的诊断标准。对战争老兵的研究发现,54%的患有 PTSD 的老兵有抑郁共病,而NCS 调查显示,80%的 PTSD 患者曾合并至少一种其他精神障碍,其中 48%为重性抑郁。Seng 等对有创伤经历的女孩和成年女性的研究表明,女孩同时患有PTSD 和抑郁的比率为 16.4%,成年女性为 49.5%。Mayou 等人对交通事故后的幸存者进行了为期一年的跟踪调查,发现 PTSD 与抑郁的共病率为 35%。Oquendo 等的研究发现 PTSD 共病抑郁的比率高达 72.9%。

2. 临床表现

抑郁障碍和 PTSD 之间至少有 4 种类型的关系,包括:① PTSD 增加抑郁症的风险;②抑郁症增加 PTSD 的风险;③两者存在共同的风险因素;④两者存在症状重叠。在多数事件里,PTSD 是创伤事件后主要的障碍,这之后导致焦虑共病MD 的发展。

PTSD 和抑郁障碍存在许多共有症状,如:睡眠干扰、注意力不集中、内疚、情感麻木和自杀观念等,这对临床医生的诊断造成一定困难。但患者是否存在PTSD 的特征性症状,如闪回、回避、警觉性增高等,是诊断共病的关键。

3. 发病机制

PTSD 和抑郁随意共病的发病机制可能涉及社会心理因素、遗传学、神经内分泌及脑功能等多个方面,目前并没有确切统一的结论。Breslau 等调查发现,PTSD 与抑郁之间可能存在多种关系:患有 PTSD 和患有抑郁的病人有相似的人格特点,而且 PTSD 与抑郁也可能互为因果:创伤性事件前存在的抑郁会增加个体对一般应激事件的敏感性,使个体在事件后的一个时期对 PTSD 更为脆弱;相反,PTSD 的存在也会增加重性抑郁首次发作的危险性。这些发现显示,每一种障碍都会增加另一者的易感性——两种障碍有分享的易感性和可能性。所以这两种障碍常常发生共病,诊断一个疾病常会混合着另一个疾病的发展。

许多危险因子,如抑郁史、事件的严重性、儿童虐待和女性等,都是 PTSD 和重性抑郁所共有的。Donnell 等也发现,PTSD 共病抑郁与创伤的性质、人格特点、急性应激反应、家庭和社会的支持情况有关。

4. 共病的治疗

对 PTSD 共病的治疗主要包括心理治疗、药物治疗以及心理治疗合并药物治疗。

(1) 心理治疗:对 PTSD 患者进行心理治疗的时候,应该侧重于帮助患者接受其所面临的不幸与自身的反应,鼓励病人面对事件,表达、宣泄与创伤事件相伴随的情感。治疗中不仅要注意患者的 FTSD 症状,还要注意识别与处理好其他并存的情绪。同时,为患者及其家属提供有关 PTSD 及其治疗的知识,注意强化社会支持也很重要。较为常用且效果较好的治疗如:认知行为治疗、眼动脱敏治疗(eye-movement desensitization reprocessing,EMDR)等。

(2) 药物治疗:根据患者的症状特点,可以考虑选用如抗抑郁剂、抗焦虑剂、锂盐等,除非患者有过度兴奋或暴力行为,一般不主张使用抗精神病药物。使用 SSRIs 治疗,有 20%～30% 的病人达到缓解,但有效率很少超过 60%。使用 SNRIs 类文拉法辛和度洛西汀,有效率和缓解率与 SSRIs 研究一致或更好,但文拉法辛并不能显著改善症状觉醒过度症状群。改良电休克治疗(MECT)可改善抑郁障碍中 PTSD 的核心症状,但 ECT 往往只用于症状严重的、慢性的、药物治疗无效的共病患者。

5. 小结

对 PTSD 共病的深入了解,有利于在创伤性事件发生后,及早做出相应的治疗和预防工作,使受害者接受到最有效的治疗,减少由于没有及时治疗或没有找对治疗方向而导致的负性预后和严重社会后果发生的几率,对灾难预防、消防、救援等机构的工作有指导意义。

六、混合性焦虑抑郁障碍(MAD)

在普通门诊和精神科门诊寻求帮助的病人中,不少人表现出不同程度的焦虑和抑郁混合状态。Von Korff 等(1987)对 1 242 名基层保健部门的病人进行调查,根据大体健康问卷(GHQ)、DSM－Ⅲ会谈问卷(DIS)及基层医生的临床报告,一半以上的患者具有焦虑或抑郁症状,但只有 8% 的人符合特定的 DSM－Ⅲ 5 个诊断中的一个或多个诊断(抑郁症、惊恐障碍、心境恶劣、广泛性焦虑或强迫症)。Barret 等(1988)运用定式问卷对 1160 名农村基层保健病人作了评估,发现许多具有精神症状的病人尽管存在着明显的与症状相关的职业或社会功能损害,但不符合现有精神疾病分类标准的任一诊断。Katon 和 Roy-Byrne(1991)也观察了具有混合性焦虑和抑郁症状的普通受试者,尽管他们的严重程度不符合精神障碍的诊断,但他们具有许多医学上无法解释的躯体症状和利用更多的非精神医学治疗设备,且存在着显著的职业和社会功能受损。另外,许多研究证实这些病人也不是对应激性生活事件过度反应的适应障碍者,他们有着很高的发生情感障碍和焦虑障碍的危险性。综上情况,这就要求有一个特定的诊断分类提供给基层保健部门中存在着阈下症状的这些病人。

1. 流行病学

社区流行病学研究显示,MAD 在普通人群中的发生率为 0.8%～2.5%。在 Munich(1993)随访研究中,MAD 的发生率为 0.8%,远远低于阈下抑郁(2.4%)和阈下焦虑(21.9%)的发生率。在同一研究中还发现,单纯抑郁障碍的发生率为 5.0%,抑郁障碍伴阈下焦虑为 3.5%,焦虑和抑郁障碍共病为 4.4%,焦虑障碍伴阈下抑郁为 1.2%,单纯焦虑障碍为 7.1%。美国使用 DSM - Ⅲ - R 标准进行研究,MAD 的发生率为 2.5%,而同期阈下抑郁的发生率为 7.7%,这一结果与以前使用 DSM - Ⅲ 得到的阈下混合性焦虑抑郁障碍的发生率为 2.0%～2.5% 相似。另报道,在美国的初级保健人群中,MAD 占 42.3%,焦虑抑郁障碍共病占 12.8%,单纯焦虑障碍占 12.8%,单纯抑郁障碍占 10.3%。一项回顾性研究显示 MAD 患者比普通人群具有更高的发生焦虑症或抑郁的危险。最近的一项调查也显示具有阈下抑郁的患者有可能在 1 年内发生抑郁症,并且发生的危险性随着抑郁症状的加重而升高。Sherbourne(1994)等对内科和精神科门诊病人进行调查,结果发现阈下抑郁病人具有抑郁症家族史的百分率(41%)与抑郁症病人一样高,故认为阈下抑郁是情感性障碍的变异,是它的前驱期或残留期症状的表现。然而,是否阈下焦虑也会有相似的结果,尚不清楚。

2. 神经生物学基础

(1)神经递质:有研究证实,焦虑障碍的表现部分与去甲肾上腺素能系统的高度活动性和抑制性 γ-氨基丁酸能神经递质系统的脱抑制有关。如果病态焦虑持续存在,会使选择性单胺神经过敏元激活,从而导致去甲肾上腺素(NE)和 5-羟色胺(5 - HT)耗竭,而后者与植物神经系统体征和抑郁症有关,故 Paul(1988)提出病态焦虑是某种类型抑郁症的前驱症状。

5 - HT 能神经递质系统也包含在焦虑和抑郁状态的病理生理学之中,比如丁螺环酮为 5 - HT$_{1A}$ 受体部分激动剂,它低剂量时的抗焦虑作用与 5 - HT 竞争性抑制剂的活性有关,而高剂量时的抗抑郁作用与 5 - HT$_2$ 受体功能下调有关。在一项动物实验中,Harris(1989)也发现无法回避的电击会使动物中隔和前皮质的 5 - HT 浓度下降,下丘脑 γ-氨基丁酸释放减少,这表明无助感是应激导致的一种抑郁表现。

(2)下丘脑-垂体-肾上腺轴(HPA 轴):Breier 等(1987)检测了健康志愿者在可控制或不可控制的应激条件下情绪和神经内分泌功能的改变,结果发现,在不可控制的应激条件下血浆促肾上腺皮质激素(ACTH)和肾上激素浓度升高。这也支持应激性生活事件可导致 HPA 轴功能异常和临床出现抑郁症状。

地塞米松抑制试验(DST)也能反映 HPA 轴功能。研究发现抑郁症患者的

DST 脱抑制率达 40%~50%,而 Tiller 等发现广泛性焦虑(GAD)病人的脱抑制率为 27%,且脱抑制的 GAD 病人并不存在抑郁。

最近,Butlert 和 Nemeroff(1988)综述了有关文献后认为,位于前脑边缘、脑干核(包括蓝斑)的神经元中存在促肾上腺皮质激素释放因子(CRF),能控制垂体前部的 ACTH 分泌和 HPA 轴活性,CRF 升高可产生各种体征和焦虑抑郁症状。当中枢给予 CRF 时,能产生许多体征和焦虑抑郁症状,包括性行为的减少、进食减少、睡眠紊乱及自主神经活性改变。接受电休克治疗的抑郁症患者 CSF 中的 CRF 浓度降低,与正常对照组服用地塞米松后一致,故有人认为神经元 CRF 分泌升高可能是 MAD 的基础。

3. 诊断与鉴别诊断

为了解决上述问题,国际疾病分类第 10 版(ICD-10)提出了一个新的诊断分类概念——混合性焦虑抑郁障碍(mixed anxiety and depressive disorder,MAD)。它的特点是患者同时存在焦虑和抑郁障碍,但两组症状分别考虑时均不足以符合相应的诊断,且持续或间隙存在一些植物神经症状(如颤抖、口干、心悸、胃部搅动感等)。这类病人多见于初级保健机构,而更多的病例则存在于一般人群中,大部分人终生都不会到医院或精神科就诊。若只是存在烦恼或过度担心,而没有植物神经症状,不应诊断为 MAD。但 ICD-10 并未指出明确的诊断标准。

(1) 诊断标准:为了验证 MAD 诊断的信度和效度,美国疾病诊断与统计手册第 4 版(DSM-Ⅳ)的测试组对此分类进行了大规模的测试工作,并提出了具体的诊断标准,如下:

①病程标准:持续或反复发作的烦躁不安(dysphoria)至少 1 个月。

②症状标准:病人必须在同一时间至少具有下列 10 项症状中的 4 项:注意力不集中或脑子空白、睡眠紊乱、疲劳或无力、警觉性增高、预感到有某种坏事情发生、无望感、自卑和无价值感。

③排除标准:ⅰ. 症状直接由物质依赖或常见的内科疾病引起;ⅱ. 具有抑郁症、心境恶劣、惊恐障碍或广泛性焦虑等轴Ⅰ诊断史;ⅲ. 处于部分缓解期的某种焦虑或抑郁障碍。

④严重程度标准:存在显著的社交、职业或其他重要功能的损害。

有研究证实,使用这个标准,50% 的阈下综合征病人最终得到了 MAD 的诊断。

(2) 鉴别诊断

①焦虑和抑郁障碍共病:尽管患者同时存在焦虑和抑郁障碍,但两组症状分别考虑时均符合相应的诊断。

②某种特定焦虑障碍:具有某种特定焦虑障碍伴或不伴抑郁症状的患者,如果焦虑障碍符合诊断标准,而抑郁达不到诊断标准,则这类病人考虑诊断为某种

特定焦虑障碍;如果患者曾患或正患某种特定焦虑障碍,尽管目前存在的焦虑和抑郁症状均达不到诊断标准,这类病人仍可诊断为某种特定焦虑障碍的残留期或恢复期。

③某种特定抑郁障碍:具有某种特定抑郁障碍伴或不伴焦虑症状的患者,如果抑郁障碍符合诊断标准,而焦虑达不到诊断标准,则这类病人考虑诊断为某种特定抑郁障碍;如果患者曾患或正患某种特定抑郁障碍,尽管目前存在的抑郁和焦虑症状均达不到诊断标准,这类病人仍可诊断为某种特定抑郁障碍的残留期或恢复期。

④适应障碍:如果患者的症状符合 MAD 的症状标准,但这些症状与明显的生活改变和应激性生活事件密切相关,则应考虑诊断为适应障碍。

⑤人格障碍:需要鉴别的是强迫型人格障碍和焦虑(回避)型人格障碍。这类患者尽管存在焦虑和抑郁症状,但他们没有明确的病期,多半起病于童年和青少年时期,且症状是一贯的和持续的,故不难与 MAD 鉴别。

4. 治疗

MAD 的治疗方案大多是靠经验得来的,一种治疗趋势是同抑郁和广泛性焦虑共病的治疗方案。考虑到 MAD 是一组连续谱症状,一端是焦虑,另一端是抑郁。如果以焦虑为主,伴有轻度抑郁症状,则使用抗焦虑药;如果以抑郁为主,伴有轻度焦虑,则选用抗抑郁药;对于两组症状严重程度相当的患者,两组药物均可使用。有人认为询问患者以前的治疗和疗效,有助于指导当前的治疗。有研究认为,丙咪嗪或丁螺环酮治疗 MAD 的首选药物。另有研究证实,SSRIs(舍曲林、氟伏沙明)可有效治疗 MAD。

最近,有研究证实非药物治疗焦虑或抑郁障碍能获得类似或优于苯二氮䓬类药物的疗效。认知行为治疗中的认知暴露和认知结构重组放松治疗和生物反馈等技术,已经成功地运用到 MAD 病人的治疗中。Durham 和 Allan(1993)推断,这些治疗平均能使 50% 的躯体症状减轻,25% 的物质焦虑减轻,治疗结束时,近期 50% 达到功能正常。

5. 预后

研究发现 MAD 具有治疗效果差、治疗反应下降、病程慢性化、社会功能损害重和自杀率高等特点,且许多患者具有医学无法解释的躯体症状,导致了过度滥用检查,造成了健康资源的极大浪费和病人的长期痛苦,故对这种病人的识别和治疗非常重要。

七、老年期焦虑和抑郁共病的治疗

焦虑和抑郁是老年人常见的精神卫生问题。由于老年人口的不断增长,在今后的 30～50 年中这些情况的识别和治疗将受到更大的关注。老年期焦虑和抑郁的治疗一直困扰着临床医生。老年人不但具有很高的焦虑和抑郁共病率,也有很高的精神和躯体疾病共病率。有几个因素影响着临床医生不能正确诊断老年期的焦虑和抑郁障碍,常见的原因是认为焦虑和抑郁是衰老或躯体疾病的正常反应。对老年人中的焦虑抑郁共病患者和精神躯体疾病共病患者使用新型抗抑郁治疗能够减轻症状,改善生活质量和改善预后。

1. 老年患者中的焦虑和抑郁

在美国,焦虑障碍是最常见的精神障碍。流行病学调查显示,大约 4 个人中就有 1 个人在他们的一生中的某段时间里患过焦虑障碍。焦虑障碍在老年人群中较年轻人少见,增龄本身并不增加发生焦虑障碍的危险性。在 85 岁以上的老年人群中焦虑障碍的发生率显著低于 85 岁以下的老年人。老年人的焦虑障碍绝大多数是早发焦虑的延续或再发。晚发性焦虑障碍通常较少见。除广场恐怖(特别是不伴惊恐障碍)外,焦虑障碍很少发生于 40 岁以后。在一些研究中,老年人的焦虑症状的平均病程是 10 年或更长,这提示这种障碍常起病于成年人。与年轻人的焦虑一样,老年人的焦虑常见于女性。晚发性焦虑可能是由于配偶死亡、健康状况下降或独居促发。总之,老年人焦虑的诊断标准与年轻人一样,病程常呈慢性,具有抑郁障碍史的个体发展为焦虑障碍的危险性较高。焦虑或抑郁可能促发其他疾病,也能改变药物治疗的反应和患者的依从性。

抑郁和焦虑不是老年人衰老或躯体疾病常见的反应。尽管年龄不是焦虑或抑郁的危险因素,但与增龄相关的因素如增长的医疗负担和独立性的丧失,是发展为焦虑和抑郁共病的重要危险因素。

2. 焦虑和抑郁共病

在老年人中存在相当多的抑郁症和 GAD、恐惧症共病的患者。NCS 报道 39.5％具有终生 GAD 诊断的患者也患有抑郁症。Clayton 等报道近 2/3 的抑郁症患者也存在焦虑症状。最近的资料显示,35％患有抑郁症的老年人至少具有一种终生焦虑障碍诊断,23％具有当前焦虑障碍诊断。在一项有关 286 例 60 岁以上的主要为阈下障碍患者的研究中,4.9％具有一种终生焦虑症诊断,31.8％具有恶劣心境或简短复发性抑郁的诊断,6.6％具有焦虑障碍,18.5％具有阈下焦虑障碍。在基层保健人群中,42.3％的患者患有混合性焦虑抑郁障碍,19.2％患有焦虑和抑郁共病,单纯焦虑为 12.8％,单纯抑郁为 10.3％。

3. 伴有躯体疾病的老年患者的焦虑和抑郁的诊断

在老年患者,未治疗的精神疾病与躯体疾病的恶化密切相关。焦虑和抑郁不仅是新发生的躯体疾病如高血压、冠心病的重要危险因素,也导致了这些疾病的不良预后和死亡率的升高。早期治疗的缺乏能升高患者的躯体不适、痛苦和卫生资源的运用。早期治疗的缺乏也降低了药物的依从性,并升高了精神障碍和共患躯体疾病的复杂性。复杂性能导致生活质量和功能的普遍下降,并最终使各种原因(包括自杀)的死亡率升高。从 1980 年到 1992 年,65 岁以上的老年人的自杀率升高了 9%,80~84 岁的老年人升高了 35%。

对晚发性焦虑障碍患者,特别需要寻找是否存在引起焦虑症状的潜在的躯体原因。躯体原因包括药物诱导的焦虑,如拟交感神经类药物中毒,苯二氮䓬类药物和酒精戒断,低血糖和某种内分泌状态,某种神经、心脏和肺部情况。老年人焦虑障碍的表现除了植物神经或躯体症状较常见外,与年轻人相似。老年患者很少主诉有主观的抑郁或担忧,因为他们认为这些感受是正常的。因而,临床医生需要询问躯体牢骚,如体重改变、不能解释的疼痛、睡眠困难、缺乏能力和频繁就医。兴趣的严重丧失、缺乏感情、注意力下降和难以作决定在老年抑郁患者中也较常见。

焦虑和抑郁症状与躯体疾病的因果关系很难确定,因为躯体疾病的症状很难与原发性精神障碍的症状相区别。晚发性抑郁症的生物学病因可能有两个:①亚临床脑血管病可通过神经体液或脑结构改变诱导抑郁症状;②全身性疾病可能通过细胞因子的改变产生抑郁症。

4. 老年期焦虑和抑郁的治疗

由于目前尚缺乏老年期焦虑和抑郁共病患者的随机对照研究,临床医生对这类患者的药物选择仍依靠从年轻患者的治疗中得到的经验。患者的临床特征(如焦虑、躯体不适、无力、认知损害)和患者以前对何种药物有效可指导患者的药物选择。选用的药物应能改善躯体不适和无力症状,并且不影响认知功能或躯体状况。最理想的是单一治疗,因为多种药物可升高药物相互作用的危险性和副反应。由于焦虑和抑郁都是慢性和复发性疾病,老年人的治疗有效率一般较低,治疗持续时间较长。

(1) 抗焦虑药:许多具有焦虑症状或同时具有焦虑和抑郁的患者都服用 BZD 治疗。在一项包括 1 423 名社区老年人的研究中,持续使用 BZD 12 个月的发生率为 19.8%。在临床实践中,BZD 的使用频率是抗抑郁药的 3~10 倍。长期使用 BZD 或使用 2 种以上的 BZD 的危险性随着增龄而增加。尽管在普通人群中,抗焦虑药的使用呈下降趋势,但最近的一项随访 10 年的研究显示,老年人中 BZD 的使用没有显著下降,且比普通人群要高。

新型抗抑郁药联合抗焦虑药有利于短期控制疾病发作,并改善睡眠紊乱。常用的抗焦虑药包括罗拉西泮、去甲羟安定和丁螺环酮。由于 BZD 的撤药、耐受或依赖问题,它的使用一般不能超过 1 个月。劳拉西泮(0.5~2 mg/d)或去甲羟安定(10~30 mg/d)治疗老年人的焦虑优于安定。劳拉西泮和去甲羟安定在血浆中的平均半衰期为 12~15 小时,没有活性代谢产物,药代动力学不随增龄而改变,也不像安定那样需经过肝脏氧化代谢。具有 ApoE ε4 等位基因者特别易于发生 BZD 诱导的急性认知损害。另外,BZD 能影响精神运动功能、平衡功能、呼吸功能和共济运动。尽管丁螺环酮治疗焦虑有效,但很少用于治疗抑郁。麻醉椒(Kava)和缬草(Valerian)也被老年人用来自我调节焦虑,但尚缺乏足够的资料支持它们可作为一线用药。

(2)新型抗抑郁药:传统的抗焦虑药——如 BZD 和丁螺环酮,在治疗抑郁方面作用较弱。而抗抑郁药长期以来一直用于治疗焦虑障碍。绝大多数 TCAs,因其抗胆碱能和心血管副作用而不适合于老年人,但它们对睡眠紊乱或躯体不适患者有效。新型抗抑郁药被证实比 BZD 或 TCAs 更适合于这类患者的长期治疗选择。尽管新型抗抑郁药得到了广泛运用,但它们对老年期焦虑病人治疗方面的资料很少。对老年抑郁患者的研究显示,尽管老年人对 SSRIs 的耐受性良好,但疗效较年轻患者差,起效时间差异较大。在对 236 例 60 岁以上的门诊病人使用舍曲林和氟西汀的双盲比较中,舍曲林的有效率为 73%,氟西汀为 71%,舍曲林治疗的患者具有较高的认知功能改善。尽管布普品缓释剂传统上不作为焦虑病人的一线用药,但最近的研究发现,它治疗抑郁症继发的焦虑症状与舍曲林具有相似的疗效。然而,布普品和任一种 SSRIs 在治疗 GAD 的对照研究中均未被证实有效。

文拉法辛能有效治疗抑郁和焦虑,副反应少。文拉法辛的药代动力学受年龄的影响较小,镇静和认知减退的危险性较少,副反应包括头痛、胃肠不适、坐立不安、口干、睡眠紊乱和较少见的血压升高,故推荐用于老年人。

文拉法辛缓释剂能减轻 GAD 的核心症状——过分担心和相关症状——抑郁和焦虑不安。从临床大体印象量表来看,文拉法辛的有效率(66%)高于服用安慰剂者(41%)。也有研究证实,文拉法辛对老年期抑郁症的疗效和耐受性至少与氯丙咪嗪相当。

Goodnick 等让同时符合抑郁症和 GAD 诊断标准的 10 例患者接受 8 周的米氮平开放治疗,结果发现米氮平能同时减轻抑郁症和 GAD 共病患者的焦虑和抑郁症状,且症状的改善从 1 周开始,在 8 周内持续改善。值得重视的是,米氮平不但能改善 HAMD 睡眠障碍和焦虑/躯体化因子分,还能改善 HAMD 认知障碍和阻滞因子分。另外,米氮平还能改善患者的生活质量,且耐受性好,也没有出现 SSRIs 的副作用如性功能障碍、失眠、胃肠不适、腹泻等,故米氮平有望成为治疗抑郁症和 GAD 共病的一线药物。

5. 小结

与任一种单一障碍相比,老年期焦虑和抑郁共病患者的病程长、发作次数多,对治疗的反应差,同时具有较高的自杀危险性。积极抗抑郁治疗能够减轻老年患者的抑郁和焦虑症状,改善生活质量,也能改善某些躯体疾病的预后。

第五节　抑郁障碍共病治疗中的加药和换药策略

对于一线抗抑郁药物治疗无效的共病患者,临床医师选用加药和换药策略是合理的选择。

1. 加药策略

(1) 加用锂盐:经典的锂盐服法是每日数次,总量≥600 mg,但需定期检测血锂浓度。

(2) 加用甲状腺素:每日加用25～50 μg 的左旋甲状腺素或三碘甲状腺素,对 TCAs 治疗无效的难治性患者有效。但此策略具有潜在的副作用如神经紧张和失眠。

(3) 加用丁螺环酮:这种策略目前比较常用,加用丁螺环酮5～15 mg,每日 2 次,已经证实对难治性患者具有显著的或完全的抗抑郁作用。

(4) 加用心得静:有研究显示,加用心得静能使 SSRIs 的疗效增加。这种策略在美国很少使用,但在欧洲和加拿大是一种相对常用的策略。

(5) 加用多巴胺能药物:一种抗抑郁药和多巴胺能药物金刚烷胺 100～200 mg,每日 2 次和普拉克索 0.125～0.25 mg,每日 3 次,联用可能有效。加用多巴胺能药物的好处是一定程度上能刺激性功能和减少 SSRIs 的性功能障碍。

(6) 加用精神刺激药物:有研究显示,精神刺激药物作为 TCAs、MAOIs、SSRIs 和文拉法辛的加用药物具有显著的抗抑郁作用。通常使用苯哌啶醋酸甲酯 10～40 mg/d、右旋苯异丙胺 5～20 mg/d 或苯异妥英 8.75～112.5 mg/d,分数次服用。加用精神刺激药物主要的一点是潜在物质滥用,特别是具有物质滥用史的患者。精神刺激药物也可能恶化焦虑或激惹和造成严重的失眠,因此需在早晨服用。

(7) SSRIs 联用:此策略的主要不利之处是增加了 5 - HT 能副作用的强度,具有发生 5 - HT 综合征的危险性。

(8) 加用不典型抗精神病药:对 SSRI 无效的患者加用利培酮和奥氮平治疗可能有效。这种策略的主要不利之处是具有镇静和体重增加的危险。

(9) 加用抗惊厥药:许多抗惊厥药(如卡马西平等)也用于治疗难治性单相抑郁。此策略的主要不利是具有潜在的镇静作用,卡马西平和双丙戊酸还需监测血象。

(10) 加用去甲咪嗪或 TCAs:Nelson 等的研究显示,去甲咪嗪或其他 TCAs 与 SSRIs 联用能更快起效。此策略的最主要问题是,TCAs 和 SSRIs 均抑制 CYP2D6,故可能升高血浆 TCAs 浓度,这将增高心脏中毒的危险性。

(11) 加用奈法唑酮:在一种 SSRIs 治疗失败的情况下加用奈法唑酮的好处

是减轻与SSRIs相关的性功能障碍。典型的加用奈法唑酮剂量是每日100 mg或200 mg。但奈法唑酮与SSRIs合用时会发生药物间的相互作用,因为两者抑制相同的细胞色素P450通路。

(12)加用布普品:有研究认为,加用布普品缓释片100~150 mg每日1~2次是加用策略的最佳选择。它的有利之处是显著减轻SSRIs导致的性功能障碍,不利之处是布普品和SSRIs联用有时能导致震颤或惊恐发作。

(13)加用文拉法辛:有研究显示,在SSRIs治疗无效时加用文拉法辛75~300 mg/d是有益的。这种加用策略的主要不利之处是它的代谢通过CYP2D6系统。如果文拉法辛联用的一种SSRI也抑制CYP2D6通路,会使患者的文拉法辛血浆浓度升高。

(14)加用米氮平:Price等报道米氮平15~30 mg睡前服用,作为一种SSRI的联用药物具有令人满意的疗效,也可改善SSRIs导致的性功能障碍。此策略的主要不利之处是具有潜在的体重增加和镇静。

(15)加用瑞波西汀:有研究者观察到SSRIs加用瑞波西汀对SSRIs单独治疗无效的患者治疗有效。方法是瑞波西汀8~12 mg/d,分次服用。有研究显示这种特别的药物联合是安全的。

2. 换药策略

(1)换用MAOIs和TCAs:尽管对SSRIs无效的患者换用TCAs或MAOIs也可能有效,但这种策略的使用率在下降。

(2)换用布普品:Coodnick等和Walker等的研究显示,服用一种SSRIs疗效差的患者换用布普品能取得显著疗效。此策略主要的好处是发生体重增加和性功能障碍的危险性下降。

(3)换用文拉法辛:Nierenberg等对84例难治性患者换用文拉法辛后抑郁症状显著改善。在这种策略中文拉法辛对TCAs和MAOIs治疗无效的患者比对SSRIs无效的患者疗效更好。

(4)换用奈法唑酮:Thase等的研究结果显示,对SSRIs反应差的患者换用奈法唑酮能够有效。主要不利是这种药物需分次服用。另外,奈法唑酮治疗比SSRIs具有更少的性功能障碍副作用。

(5)换用米氮平:一项换用米氮平治疗难治性患者的多中心研究最近已经完成,共入组102例患者,使用米氮平15~45 mg/d的有效率是47%。有利之处是可以突然从一种短效的SSRI换用米氮平,而避免一段长时间的清洗期,另外,能显著改善患者的性功能。

(6)换用瑞波西汀:一项有关对一种SSRI治疗无效的患者换用瑞波西汀治疗的多中心研究目前正在进行,中期分析已经显示出令人满意的结果。这种策略的潜在好处是瑞波西汀能显著改善社会功能。

总之,新的换药和加药策略为难治性共病患者提供了安全有效的方法,但一些加用策略受到了药物之间相互作用的限制,一些换药策略可能受到以前所用药物的部分利益丧失的限制。

参考文献

1. 全艳玲,李晓驷. 创伤后应激障碍共病其他精神障碍. 安徽医学,2008,29(5):502-504.

2. 谢世平,李乐加,王建军,等. 抑郁症和焦虑症的听觉事件相关电位和皮肤电反应研究. 中华精神科杂志,1998,31:53.

3. 喻东山. 情感性精神障碍的生物化学改变. 见:姚芳传主编. 情感性精神障碍. 长沙:湖南科学技术出版社,1998.59-60.

4. 喻东山. 惊恐障碍、重度抑郁症和心脏病的相互关联. 中华神经精神科杂志,1993,26:238-240.

5. 袁勇贵,李永宏,周娟. 焦虑症和强迫症的发病背景和共病现象研究. 现代康复,2001,5(2):126-127.

6. 袁勇贵,吴爱勤,张心保,等. 焦虑和抑郁障碍共病的脑电地形图研究. 中国行为医学科学,2003,12:163-164.

7. 袁勇贵,吴爱勤,张心保,等. 焦虑和抑郁障碍共病血浆单胺类神经递质研究. 临床精神医学杂志,2001,11:129-131.

8. 袁勇贵,吴爱勤,张心保. 混合性焦虑抑郁障碍. 四川精神卫生,2000,13:281-283.

9. 袁勇贵,吴爱勤,张心保. 焦虑和抑郁障碍共病的治疗. 临床精神医学杂志,2000,10:366-367.

10. 袁勇贵,吴瑞枝. 老年期广泛性焦虑障碍. 中国民政医学杂志,2002,14:37-39.

11. 袁勇贵,翟书涛. 惊恐障碍与自杀. 国外医学. 精神病学分册,2001,28:169-173.

12. 袁勇贵,张心保,吴爱勤,等. 焦虑和抑郁障碍共病的血脂水平研究. 中国神经精神疾病杂志,2002,28:33-35.

13. 袁勇贵,张心保,吴爱勤,等. 焦虑和抑郁障碍共病患者的人格特征研究. 四川精神卫生,2002,15:65-67.

14. 袁勇贵,张心保,吴爱勤,等. 焦虑和抑郁障碍共病患者的生活事件、社会支持和家庭功能对照研究. 中国行为医学科学,2002,11:280-281.

15. 袁勇贵,张心保,吴爱勤,等. 焦虑和抑郁障碍共病临床特征的对照研究. 中华精神科杂志,2002,35:255-256.

16. 袁勇贵,张心保,吴爱勤. 焦虑和抑郁障碍共病患者的防御机制研究. 中国心理卫生杂志,2002,16:86-88.

17. 袁勇贵,张心保. 新型抗抑郁药米氮平. 中国新药与临床,2001,20(3):219-221.

18. 袁勇贵,张心保. 有关抑郁障碍治疗的几个问题. 现代康复,2001,5:76-77.

19. 袁勇贵. 广泛性焦虑障碍共病研究. 中国全科医学,2004,7:1100-1101.

20. 袁勇贵. 焦虑和抑郁障碍共病的基础与临床研究. 苏州大学硕士学位论文,2001.

21. 袁勇贵.焦虑和抑郁障碍共病研究进展.中国心理卫生杂志,2002,16:878－879,861.

22. 袁勇贵.焦虑障碍共病研究.中国临床康复,2004,8:7544－7547.

23. 袁勇贵.惊恐障碍的共病研究.四川精神卫生,2002,15:245－247.

24. 袁勇贵.老年期焦虑和抑郁障碍共病的治疗.国外医学(老年医学分册),2002,23:276－278.

25. 袁勇贵.社交焦虑症的共病研究进展.上海精神医学,2002,14:236－237,252.

26. Andreoli A, Keller SE, Rabaeus M, et al. Immunity, major depression, and panic disorder comorbidity. Biol Psychiatry, 1992, 31(9):896－908.

27. Andreoli A. Immunity, major depression and panic disorder comorbidity. Bio Psychiatry, 1992,31:896－908.

28. Angst J. Depression and anxiety: implications for nosology, course, and treatment. J Clin Psychiatry, 1997,58(suppl 8): 3－5.

29. Asnis GM, van Praag HM. Panic disorder: clinical, biological, and treatment aspects. New York: John Wiley &Sons, Inc, 1995.

30. Bajwa WK, Asnis GM, Sanderson WC, et al. High cholesterol levels in patients with panic disorder. Am J Psychiatry. 1992,149:376－378.

31. Bakish D. The patient with comorbid depression and anxiety: the unmet need. J Clin Psychiatry. 1999,60 (suppl 6):20－24.

32. Ballenger JC. Clinical guidelines for establishing remission in patients with depression and anxiety. J Clin Psychiatry, 1999, 60 (suppl 22): 29－34.

33. Blazer D, Hybels C, Simonsick E, et al. Sedative, hypnotic and antianxiety medication use in an aging cohort over ten years. J Am Geriatr Soc, 2000, 48: 1073－1079.

34. Bleich A, Koslowsky M, Dolev A, et al. Post-traumatic stress disorder and depression. An analysis of comorbidity. Br J Psychiatry, 1997, 170: 479－482.

35. Boer JA. Handbook of depression and anxiety: a biological approach. New York. 1995. 45.

36. Boulenger JP, Lavallee YJ. Mixed anxiety and depression: Diagnostic Issues. J Clin Psychiatry, 1993,54(suppl 1): 3－15.

37. Brawman-Mintzer O, Lydiard RB. Biological basis of generalized anxiety disorder. J Clin Psychiatry. 1997, 58 (suppl 3):16－25.

38. Brown GW. Harris TO. Eales MJ. Social factors and comorbidity of depressive and anxiety disorder. Br J Psychiatry, 1996,168:50－57.

39. Bruder GE, Fong R, Tenke CE, et al. Regional brain asymmetries in major depression with or without anxiety disorder: a quantitative electroencephalographic study. Biol Psychiatry, 1997,41:939－948.

40. Bruder GE, Fong R, Tenke CE, et al. Regional brain asymmetries in major depression with or without an anxiety disorder: a quantitative electroencephalographic study. Biol Psychiatry. 1997, 41:939－948.

41. Clark LA. Watson D. Tripartite model of anxiety and depression: Psychometric evidence and taxonomic implications. J Abnorm Psychol, 1991, 100: 316 - 336.

42. Coryell W, Endicott J, Winokur G. Anxiety syndromes as epiphenomena of primary major depression: outcome and family psychopathology. Am J Psychiatry,1992,149(1):100~107.

43. Nutt DJ. Care of depression patients with anxiety symptoms. J Clin Psychiatry, 1999, 60(suppl 17): 23 - 27.

44. Doraiswamy PM. Contemporary management of comorbid anxiety and depression in geriatric patients. J Clin Psychiatry, 2001, 62 (suppl 12): 30 - 35.

45. Fava M. New approaches to the treatment of refractory depression. J Clin Psychiatry, 2000, 61 (suppl 1):26 - 32.

46. Goddard AW, Charney DS. Toward an integrated neurobiology of panic disorder. J Clin Psychiatry, 1997, 58(suppl 2):4 - 11.

47. Goodnick PJ, Puig A, DeVane CL et al. Mirtazapine in major depression with comorbid generalized anxiety disorder. J Clin Psychiatry, 1999; 60: 446 - 448.

48. Gulley LR, Nemeroff CB. The biology basis of mixed depression-anxiety syayes. J Clin Psychiatry, 1993, 54(suppl 1): 16 - 19.

49. Hayward C, Taylor CB, Roth WT, et al. Plasma lipid levels in patients with panic disorder or agoraphobia. Am J Psychiatry. 1989,146:917 - 919.

50. Kaschka W, Feistel H, Ebert D. Reduced benzodizepine receptor finding in panic disorders measured by iomzenil SPECT. J Psychiatr Res, 1995, 29: 427 - 434.

51. Kendler KS, Neale MC, Kessler RC, et al. Major depression and generalized anxiety disorder. Same genes, (partly) different environments? Arch Gen Psychiatry. 1992, 49: 716 - 22.

52. Kendler KS. Major depression and generalised anxiety disorder. Same genes, (partly) different environments-revisited. Br J Psychiatry Suppl. 1996, 168:68 - 75.

53. Krystal JH, Deutsch DN, Charney DS. The biological basis of panic disorder. J Clin Psychiatry. 1996,57 Suppl 10:23 - 31.

54. Kuczmierczyk AR, Barbee JG, Bologna NA, et al. Serum cholesterol levels in patients with generalized anxiety disorder (GAD) and with GAD and comorbid major depression. Can J Psychiatry, 1996, 41:465 - 468.

55. Lenze EJ, Mulsant BH, Coryell W et al. Comorbid anxiety disorders in depressed elderly patients. Am J Psychiatry, 2000,157: 722 - 728.

56. Lesser IM, Mena I, Boone KB. Reduction of cerebral blood flow in older depressed patients. Arch Gen Psychiatry, 1994, 51: 677 - 683.

57. Liebowitz MR. Depression with anxiety and atypical depression. J Clin Psvchiatrv, 1993,54 (suppl 2):10 - 14.

58. Livdiard RB, Brawman-Mintzer O. Anxious depression. J Clin Psvchiatrv, 1998, 59 (suppl 18): 10 - 17.

59. Lydiard RB. Social anxiety disorder: comorbidity and its implications. J Clin Psychiatry, 2001, 62 (suppl 1):17 - 23.

60. Mahlestedt C, Pich E, Koob G, et al. Modulation of anxiety and neuropeptideY-YI receptors by antisense oligodeoxynucleotides. Science, 1993,259: 528 - 531.

61. Mann JJ, Kupfer DJ. Biology of depressive disorders (Part B:Subtypes of depression and comorbid disorders). New York: Plenum Publishing Cmporation,1993: 162 - 163.

62. Mintzer OB, Lydiard RB. Biological basis of generalized anxiety disorder. J Clin Psychiatry, 1997,58(suppl 3): 16 - 25.

63. Mulsant BH, Ganguli M. Epidemiology and diagnosis of depression in late life. J Clin Psychiatry, 1999,60(suppl 20): 9 - 15.

64. Newhouse PA, Krishnan KR, Doraiswamy PM, et al. A double-blind comparison of sertraline and fluoxetine in depressed elderly outpatients. J Clin Psychiatry, 2000,61: 559 - 568.

65. Noves R. Comorbidity in generalized anxiety. Psvchiatric Clin North Am, 2001, 24: 41 - 56.

66. Nutt D. Management of patients with depression associated with anxiety symptoms. J Clin Psychiatry, 1997, 58 (suppl 8): 11 - 16.

67. Nutt DJ. Care of depressed patients with anxiety symptoms. J Clin Psychiatry. 1999; 60(suppl 17):23 - 27.

68. Parker G, Wilhelm K, Mitchell P, et al. The influence of anxiety as a risk to early onset major depression. J Affect Disorders, 1999,52: 11 - 17.

69. Rapaport MH. Prevalence, Recognition, and treatment of comorbid depression and anxiety. J Clin Psychiatry, 2001, 62 (suppl 24): 6 - 10.

70. Reifman A, Windle M. High cholesterol levels in patients with panic disorder. Am J Psychiatry. 1993,150:527.

71. Rickels K, Schweizer E. The treatment of generalized anxiety disorder inpatients with depressive symptomatology. J Clin Psychiatry, 1993,54(suppl l): 20 - 23.

72. Roy MA, Neale MC, Pedersen NL, et al. A twin study of generalized anxiety disorder and major depression. Psychol Med,1995, 25:1037 - 1049.

73. Sabatini U, Pozzilli C, Pantano P, et al. Involvement of the limbic system in multiple sclerosis patients with depressive disorders. Biol Psychiatry, 1996, 39:970 - 975.

74. Schaffer A, McIntosh D, Goldstein BI, et al. The CANMAT task force recommendations for the management of patients with mood disorders and comorbid anxiety disorders. Ann Clin Psychiatry, 2012, 24:6 - 22.

75. Stahl SM. Mixed depression and anxiety: serotonin1A receptors as a common pharmacologic link. J Clin Psychiatry, 1997,58(suppl 8): 20 - 26.

76. Stein DJ. Comorbidity in generalized anxiety disorder: impact and implications. J Clin Psvchiatry, 2001, 62(suppl 11): 29 - 34.

77. Weiasman MM, Wickramantne P, Adams PB, et al. The relationship between panic disorder and major depression. Arch Gen Psychiatry, 1993, 50:767 - 780.

78. Yuan Y, Zhang X, Wu A. Defense mechanism in Chinese patients with comorbid anxiety and depression. J Nerv Ment Dis, 2002, 190: 265 - 267.

79. Zajecka JM, Ross JS. Management of comorbid anxiety and depression. J Clin Psychiatry, 1995, 56(suppl 12):10 - 13.

80. Zajecka JM. The effect of nafazodne on comorbid anxiety symptoms associated with depression: experience in family practice and psychiatric outpatient settings. J Clin Psychiatry, 1996, 57 (suppl 2):10 - 14.

第三章　老年抑郁症与阿尔茨海默病共病

第一节　流行病学研究

阿尔茨海默病（Alzheimer's disease，AD）为老年期痴呆中最常见的类型，约占老年期痴呆的 50%～70%，它是一种中枢神经系统进行性的退行性病变，早期表现主要是记忆减退。随着病情的进展，患者的认知功能、日常生活自理能力和社会生活能力受损。老年抑郁症是以持久的抑郁心境为主要临床相的一种精神障碍，具有缓解和复发的倾向。狭义的老年抑郁症是指 60 岁以后首发的抑郁症，又称为晚发性抑郁症（late-onset depression，LOD），而广义的老年抑郁症既包括 60 岁以前发病的患者，也包括 60 岁以后首发的患者，即 late-life depression（LLD）。然而，抑郁症状在 AD 患者中，尤其是轻度 AD 患者，比在正常人中多见，而 LLD 也常常存在认知功能障碍，许多 LLD 患者最终发展为痴呆。随着社会老龄化进程的加快，LLD 和 AD 的患病率逐年升高，已分别高达 4%～13% 和 3.7%～7.8%，并随着年龄的增加而上升。这两类疾病已成为严重危害老年人生命健康并给社会服务系统造成极大负担的常见精神疾患。

流行病学研究显示，AD 患者的抑郁症患病率在 17%～29%。一级亲属患有抑郁症的家族史、早年的抑郁症病史、女性、早发型痴呆等是 AD 患者患抑郁症的危险因素。27.2% 的 AD 患者早年患有重度抑郁症，而大约 60% 患者的家族成员中有情感障碍的病史。Speck 等研究发现，AD 患者在 10 年前曾出现典型抑郁发作的比例较高，提示早年患有抑郁症是晚年发生痴呆的危险因素之一。

第二节　老年抑郁症和阿尔茨海默病临床表现

一、LOD 和 AD 的三种关系模式

1. LOD 和 AD 是两个独立的疾病单元

在当前的诊断标准中，抑郁症和 AD 是两个独立的疾病单元，两者具有各自独立的诊断标准。治疗上两者也不尽相同，抗抑郁治疗能较好地改善 LOD 的抑郁症状，而 AD 患者给予改善认知、提高记忆、促进脑代谢和扩张脑血管等多项治疗，预后仍不佳。

2. LOD 是 AD 的风险因素

抑郁病史可使患者发生痴呆(尤其 AD)的风险增加 1 倍,并且痴呆的发生与抑郁症状严重度、抑郁终生持续时间和抑郁发作次数均存在显著关联,提示老年抑郁症可能是 AD 的独立风险因素。

3. LOD 和 AD 可能是同一疾病在不同阶段的不同表现

两者具有共同的病理生理机制,并且抑郁和痴呆发生之间的间隔越短,其风险越大,提示当抑郁症状和认知症状的发生在时间点上相接近时,则有可能是由于同一神经病理学过程。该假说与"抑郁是痴呆风险因素"的假说互相矛盾。

二、LLD 转化为 AD 的转化率

随访研究发现,LLD 具有很高的 AD 转化率。袁勇贵等的研究发现,老年抑郁症患者的轻度认知障碍(mild cognitive impairment, MCI)发生率在 46.7%(28/60),2 年后随访显示,伴 MCI 的老年抑郁症发展为痴呆的占 14.3%(4/28),而正常对照组只有 3.1%(1/31)。闫芳等对社区老年抑郁症患者随访 2 年发现 4%(1/25)发展为痴呆。Alexopoulos 等研究发现,27 例伴有认知损害的老年抑郁症,3 年内 43%发展为痴呆。Devanand 等对社区中 100 多名 60 岁以上具有抑郁和认知功能减退(但没有达到痴呆程度)的老人每年进行随访,结果 90%以上最终符合 AD 的诊断。上述研究均提示 LLD 患者的认知损害可能是其特质性特征,这种认知损害增加了其发展为 AD 的风险。

目前已有研究证实,几种特殊类型的 LLD 具有很高的 AD 转化率。

1. 抑郁性假性痴呆

抑郁性假性痴呆是指一部分 LLD 患者在病程中出现认知功能障碍,且其严重程度足以满足老年性痴呆的标准,但在短时间内这种认知损害是可逆的。大多数研究表明这种认知功能障碍具有实际的诊断意义。

2. 伴执行功能损害的 LLD

执行功能主要依赖额叶-纹状体环路,它可作为反映额叶-纹状体受损程度的一个指标。执行功能水平可以作为 LLD 复发易感性和治疗难度的预测指标。Alexopoulos 等发现老年抑郁症的执行功能障碍表现为精神运动迟缓,活动兴趣减少,内省力受损和突出的行为障碍。Sheline 等发现,对 5 个方面认知功能(情节记忆、语言、工作记忆、执行功能和信息处理速度)的调查显示,处理速度对所有其他认知领域均有调节作用,而处理速度下降是 LLD 最重要的认知缺损,它与执行功能紧密相关。Elderkin-Thompson 等发现,LLD 的言语缺损可能是由于在回忆任务的学习阶段执行功能的受损。

3. ApoE ε4 型 LLD

轻度 AD 患者的 ApoE ε4 等位基因频率显著高于正常人,而 ApoE ε2、ε3 等

位基因频率显著低于正常人；LLD 患者多见于基因型 ApoE ε3/4，带有基因型 ε3/4 的 LLD 患者 MMSE 分明显低于带有基因型 ε3/3、ε3/2 的患者，提示两者具有共同的遗传风险因子，也说明 ε4 在认知缺损的加重中发挥了显著的作用。

4. Aβ42 相关型 LLD

有一项随访研究显示，在基线时 Aβ42 水平较高的 LLD 患者具有很高发展为 AD 的风险。

三、LOD 和 AD 的临床交迭

老年抑郁症和 AD 临床症状的交迭，给二者的早期诊断和鉴别诊断带来了困难。

1. 伴认知功能障碍的抑郁症

LLD 患者 60％伴有认知损害，急性期患者的认知损害主要包括记忆减退、精神运动速度缓慢和执行功能障碍，并且其与抑郁严重度有关。Portella 等对老年抑郁症患者随访 12 个月发现，入组时患者的认知功能显著较正常对照组差，12 个月后认知功能没有改善，并且抑郁症状缓解与未缓解者之间差异也无显著性。Devanand 等对 39 例伴有认知损害的老年抑郁症使用舍曲林治疗 12 周，完成试验的 26 例患者 17 人有效、9 人无效，与无效者相比，认知功能的改善仅局限在注意和执行功能方面，并且改善程度轻微。Adler 等对 34 例老年抑郁症随访 6 个月发现，入组时 53％(18/34)的患者满足轻度认知损害(mild cognitive impairment，MCI)的标准，结束时仍有 44％的患者符合 MCI 的标准，治疗并未使认知功能显著改善，认知损害与抑郁的严重度和病程无关。Bhalla 等对 56 例老年抑郁症患者随访 1 年后发现，尽管抑郁症状已完全缓解，仍有 45％的患者存在认知损害(主要包括视空间能力、信息处理速度和延迟回忆)；入组时存在认知损害的患者中 94％仍存在认知损害，23％认知正常的患者 1 年后也出现了认知损害。Delis 研究发现，大约 35％的老年抑郁症患者具有认知损害，并且发现有无认知损害的抑郁症的病因具异质性，结局各不相同。伴认知损害的抑郁症在抑郁消除后，23％的患者认知功能完全恢复，34％的患者认知功能无变化，43％的患者认知功能进一步恶化。部分患者认知损害程度符合痴呆的诊断标准，即使遗留认知损害较少的患者亦有大部分在短时间内认知功能恶化。

2. 伴抑郁症状的 AD

AD 患者可出现下列抑郁症状，如失眠、消瘦、精神运动性迟滞、自知力缺损等。AD 患者患抑郁症后，日常生活能力下降，生活质量降低，护理和照料需求增加。另外抑郁可加重 AD 患者的认知功能减退，使患者自杀的危险性增加，并使患者死亡率增高。

2002 年，美国国立精神卫生院制定了 AD 患者抑郁症的诊断标准，具体要求

是：患者要符合 AD 的诊断标准，同时要有 3 项或 3 项以上的抑郁症状如抑郁情绪、社会和日常生活兴趣或愉快反应减少、社会脱离或退缩、食欲丧失、失眠、精神运动减少、激越、倦怠、自我价值否认、无助、过分自责、自杀倾向等。该诊断标准要求患者的抑郁症状持续 2 周以上。

3. 伴认知功能障碍的抑郁症与伴抑郁症状的 AD 鉴别

抑郁症的认知缺失和早期痴呆的认知缺失存在着交迭。在 MCI 和早期痴呆中，认知缺失主要在记忆、执行功能、处理速度和复杂注意。抑郁症特定的认知缺失主要在执行功能、处理速度和主动注意。因为认知损害是抑郁症的一种症状，抑郁也是早期痴呆的一种症状，两者的鉴别有一定的难度。两者的鉴别需要从下列 5 个方面进行：①抑郁症的首发症状是抑郁，通常有情感性精神障碍病史，部分患者有情感性精神障碍的家族史，AD 患者往往首先出现记忆力减退，部分患者有痴呆家族史。②抑郁症通常起病较快，发展迅速，病程不超过 6 个月，而 AD 则起病缓慢，呈进行性发展。③抑郁症患者在精神检查时多不合作，认知水平呈现波动性，患者更多的是用"我不知道"回答。早期 AD 患者的精神检查比较合作，往往以最大的努力来完成认知水平测定，尽量掩饰自己认知功能下降。④对于愉快的环境或气氛，抑郁症患者不能作出相应的积极反应，而 AD 患者即使痴呆发展到一定程度也能对愉快环境作出积极的反应。⑤抑郁症对抗抑郁药治疗有效，而 AD 对抗抑郁药的疗效不明显。

第三节 老年抑郁症和阿尔茨海默病共同发病机制

近年来，越来越多的研究证据显示，LOD 与 AD 在生物学上存在高度关联。

（一）神经内分泌功能异常与海马萎缩

在抑郁症相关神经内分泌改变中，下丘脑—垂体—肾上腺（hypothalamus-pituitary-adrenal，HPA）轴功能异常最为常见，这最终造成了肾上腺糖皮质激素水平慢性升高。有研究显示，老年患者中高糖皮质激素水平将造成海马体积缩小和功能下降，而损害的程度则取决于皮质醇增多的持续时间。糖皮质激素可能主要通过如下途径发挥作用：引起葡萄糖吸收障碍和三磷酸腺苷（adenosine-triphosphate，ATP）生成减少，细胞内钙合并自由基增多以及酶降解，海马突触中谷氨酸盐吸收障碍和齿状回神经发生减低等。动物及人类研究均显示，糖皮质激素的作用可能使突触数目减少、锥体细胞树突萎缩、神经胶质细胞紊乱等，从而导致海马萎缩和功能损害。

LOD 患者中，海马体积缩小和记忆功能障碍可能是 AD 的风险因素。事实上，较小的海马体积就能够独立预测 MCI 和认知功能正常的老年人继发 AD 的可能。而有抑郁病史但目前心境正常的患者，空间学习和记忆能力的损失也能预测 AD，这提示抑郁相关皮质醇增多症所造成的海马体积、功能连接和认知功能的下降更有可能代表了抑郁和痴呆之间多重关系的重要一环。

值得指出的是，下丘脑—垂体—甲状腺（hypothalamus-pituitary-thyroid，HPT）轴功能异常在抑郁和 AD 中亦非常常见。甲状腺功能减退通常被认为是抑郁的重要病因之一，但仍有数项研究未找到甲状腺功能异常与抑郁之间的联系。另一方面，Van Osch 等的研究显示，甲状腺功能亢进与 AD 风险关系更为密切，而 de Jong 等的研究显示，高四碘甲状腺原氨酸和血清游离甲状腺素水平预示着较高的痴呆及 AD 风险。HPT 轴功能异常是否在抑郁及 AD 中扮演同一角色，还有待进一步研究证实。

（二）神经病理生理改变

结构 MRI 研究显示，LOD 与海马萎缩关系密切，但这些研究中却没有找到海马体积和皮质醇水平之间联系的直接证据，这提示 AD 相关神经病理生理学改变（弥散性皮质神经元损失、淀粉样斑块、神经元纤维缠结等）也可能造成老年人的海马萎缩以及抑郁症状。同时，这些 LOD 的患者在有效的抗抑郁和调节皮质醇水平治疗后，经 6 个月的随访，并没有表现出记忆或者认知功能的改善。这些结果都表明可能 AD 的病理改变才是 LOD 患者海马体积缩小的原因，而抑郁症状只是 AD 早期症状。

LOD 和 AD 神经病理学特征也存在病理生理联系。尸检研究显示，有抑郁病史的老年 AD 患者脑中有更大的海马淀粉样斑块和神经原纤维缠结。而 Sun 等的研究显示，合并高 Aβ40/Aβ42 比值的抑郁症（又被称为 Aβ 相关抑郁症）和低 Aβ40/Aβ42 比值的抑郁症相比，前者表现出更差的认知和记忆功能，极有可能是 AD 的临床早期阶段。另外，皮质醇增多症和 AD 病理生理之间存在直接联系机制。Green 等研究显示，外源性地塞米松可使转基因 AD 大鼠模型中 Aβ 生成增多，追踪这一结果发现淀粉样前体蛋白和 β-分泌酶表达的增多有关，并且地塞米松处理的动物细胞体和树突内 Tau 蛋白聚集增加。Kang 等的研究显示，急性隔离或慢性孤立应激下的另一 AD 大鼠模型中，海马间质 β-淀粉样蛋白水平明显升高；该结果可以通过直接注射促肾上腺皮质激素释放激素进入海马得到重复，也会因为促肾上腺皮质激素释放激素阻滞剂预处理而被阻断。

另外，神经炎症机制也可能参与 LOD 向 AD 的转化转化进程。LOD 从抑郁进展到 AD，可能会激活大脑血液中的巨噬细胞和小胶质细胞，刺激促炎细胞因子，导致其发生炎症改变，而慢性低强度炎症可能引发与 AD 相关的神经退行性改变。

（三）大脑认知储备障碍和神经网络机制

1. 大脑的认知储备障碍

大脑的认知储备解释了与脑损伤相关认知功能障碍的风险或者保护因素所起的作用。例如,更高的教育水平、更大的颅脑体积、更大的脑体积、社交、体力活动和休闲活动都能带来更大的脑和认知储备,从而防止临床痴呆症状的出现;与此相应,缺乏保护因素则可能导致中枢神经系统损伤,出现痴呆症状的早发。大脑的认知储备理论有助于理解 LOD 和痴呆的可能联系:抑郁导致了神经元损伤,进一步影响脑和认知储备的下降,从而导致认知障碍的早发。另外,糖皮质激素生成增多、淀粉样蛋白沉积和神经纤维缠结的形成等多种病理过程都增加了大脑损伤负担,降低了储备能力,从而增加了对认知障碍以及继发痴呆的易感性。

Butters 等以脑和认知储备理论为基础,提出了多通路模型来解释 LOD、MCI 和痴呆(尤其是 AD)之间的联系,该模型认为 LOD 患者的认知水平及预后将主要取决于个体中的主导机制或者病理生理机制的特殊混合形式。

该模型的主要通路包括:①在人生任何阶段罹患抑郁,合并存在持续较弱的病理改变或无相关改变,有稳定和正常的认知功能。②在人生任何阶段罹患抑郁,合并有导致稳定 MCI 的抑郁相关神经病理改变,导致认知功能稳定的 MCI。③积累多年 AD 神经病理改变并患有 LOD,其较低脑储备功能导致 MCI 的早发,并根据 AD 相关病理生理机制(海马萎缩等)导致 AD。④积累多年 AD 神经病理改变并合并脑血管病,大脑额叶纹状体区的损伤导致了 LOD。神经病理负担合并抑郁心境,较低的脑储备能力导致了 MCI,并由于大脑额回损伤和海马萎缩等机制,进展为合并血管疾病的 AD。⑤罹患脑血管疾病,引起大脑额颞叶的损伤,通过潜在脑血管疾病的进展导致了 LOD 和 MCI。Butters 等认为该模型对于理解 LOD 进展为 MCI 以及 AD 至关重要,并有利于预防或者找到延缓认知损害或疾病进展的新治疗方法。

2. 神经网络机制

Bai 等基于白质结构网络属性的研究发现,AD 的前驱期 MCI 与 LLD 患者内在的关联机制,即 MCI 与 LLD 患者的脑白质网络同正常人一样都表现出高效的"小世界"连接属性,但是他们的全脑网络连接强度和全局效率较正常对照显著降低,两种疾病患者之间无显著差异。在脑区的局部节点上,两组病人的节点效率在额叶脑区都降低,并且 MCI 组比 LLD 组在后扣带皮层的效率更为降低,结果提示 MCI 和 LLD 患者具有共同的神经基础。

（四）神经生化机制

LLD 患者有着显著的神经递质缺失,特别是 5-羟色胺、去甲肾上腺素以及乙酰胆碱,而 AD 患者也有着相似性的合成水平的减少。随着抑郁症患者逐渐发展为 AD,其乙酰胆碱系统会越来越脆弱和缺损,考虑易受影响人群的神经递质系统易于受损,可能造成不成比例的、更多的神经递质合成减少。

高胆固醇血症可能是 AD 发病的危险因素之一。目前认为,ApoE ε4 等位基因是 AD 的高风险因素,而 ApoE ε2 及 ApoE ε3 等位基因具有保护作用。研究证实,ApoE 基因型与血清总胆固醇水平相关,具有 ε4 等位基因的个体较无 ε4 等位基因者血清总胆固醇水平高,而较高的血清总胆固醇水平是 AD 的危险因素,ε4 等位基因部分是通过高血清总胆固醇来增加 AD 的患病风险。服用降胆固醇药物(如他汀类)可使 AD 发病率降低。因该类药可降低 γ、β 分泌酶活性并活化 α 分泌酶,以使 β 淀粉样蛋白生成减少。β 淀粉样蛋白的形成与胆固醇总量无关,而与胆固醇酯的多少有关。

Maes 等发现:①较低的血清高密度脂蛋白胆固醇浓度是抑郁症发生自杀行为的标志;②较低的血清高密度脂蛋白胆固醇浓度可能诱发抑郁症的免疫或炎性反应;③抑郁症患者存在从组织、血液、肝脏的逆向胆固醇转运的损害。Rabe-Jablonska 等发现,恢复期抑郁症患者较低的总胆固醇和低密度脂蛋白胆固醇有助于预测下一次抑郁发作时的自杀危险性。有研究发现,ApoE ε4 是老年抑郁症的危险因子,ε2 则是早发性抑郁症的保护因子,它可改变老年抑郁症的发病年龄,使老年抑郁症发病年龄推迟。Lavretsky 等发现,具有 ApoE ε4 等位基因的抑郁症患者具有较高的发病次数和较早的发病年龄,载脂蛋白 E 能影响抑郁症的临床特征和病程。Fisman 等发现,具有 ApoE ε4 基因型的老年抑郁症患者对 ECT 的疗效好,这可能为老年抑郁症患者选择治疗方案提供了依据。Stewart 等发现,存在记忆障碍的抑郁症患者与较高的 ApoE ε4 等位基因的频率有关。

Steffens 等研究认为,老年抑郁症对于 AD 的危险度相当于 2 个 ApoE ε4 等位基因的危险度,老年抑郁症与 ApoE ε4 等位基因是 AD 的两个相互独立的危险因素。另外,Steffens 等还发现,高龄、简易精神状态量表(mini mental state examination,MMSE)低分、具有 ApoE ε4 等位基因与抑郁症患者的灰质体积萎缩有关;而在对照组,载脂蛋白 E 基因型与灰质和白质体积萎缩无关。在直线回归分析中,灰质体积萎缩与抑郁症的高龄、至少 1 个 ApoE ε4 等位基因,白质体积萎缩相关。

(五) 神经营养机制

由于 AD 和 MD 患者都存在脑源性神经营养因子(brain-derived neurotrophic factor,BDNF)的减少,故有人推测 BDNF 是研究 MD 认知障碍和 AD 抑郁症状的一座桥梁。

1. BDNF 与认知障碍

除了在神经元的存活和分化中的作用外,BDNF 在学习和记忆方面也发挥着重要作用。在动物实验中,药理学实验(通过给予药物,如反义寡核苷酸和 BDNF

的抗体,减少 BDNF 的水平)和基因敲除 BDNF 可以导致动物出现学习和记忆功能障碍。对 BDNF 基因突变的小鼠进行长期强化实验,发现有关记忆的突触可塑性的形成会明显受损;而当 BDNF 重新表达后可以恢复到正常水平。对老年大鼠进行水迷宫实验,发现海马区 BDNF mRNA 的表达与记忆的执行有关。Sarah 等发现 BDNF 能加强大鼠海马突触体乙酸胆碱的释放,从而对认知功能有保护作用,提示 BDNF 的表达与大鼠认知功能下降的程度呈正相关。

2. BDNF 与 MD

MD 动物模型研究显示,给予 BDNF 可以产生抗抑郁样活性的行为。Nibuya 等在 1995 年和 1996 年做的两项研究表明,小鼠长期使用几种类型的抗抑郁药(包括选择性 5-羟色胺再摄取抑制剂)可增加海马区 BDNF 的表达。此外,接受和未接受抗抑郁药治疗的 MD 患者的尸体检查结果显示,抗抑郁药可增加 MD 患者大脑中 BDNF 的表达。Karege 等在 2002 年首次证实,MD 患者血清中 BDNF 的水平低于正常对照组,MD 患者的蒙哥马利-阿斯伯格抑郁症等级量表(MADRS)得分与血清中的 BDNF 水平呈负相关,提示抑郁症状越重、血清中 BDNF 的水平越低。Shimizu 等检测了接受及未接受抗抑郁药治疗的 MD 患者以及正常对照组血清中的 BDNF 水平,其中未接受抗抑郁药治疗的 MD 患者血清中 BDNF 的水平明显低于其他两组,所有 MD 患者的 MADRS 得分与血清中的 BDNF 水平呈负相关。

Gonul 等的研究得到了同样的结果,但经 8 周的药物治疗后,患者血清中 BDNF 的水平与正常对照组的差异无统计学意义,提示 BDNF 可能在 MD 的病理生理学方面发挥重要作用,抗抑郁药可提高 MD 患者血清中 BDNF 的水平。

Altar 等发现连续的电休克治疗,可增加大鼠脑区中 BDNF 的水平,如顶叶皮质增加 219%、内嗅皮质增加 153%、海马增加 132%、额叶皮质增加 94%、新纹状体增加 67% 和隔板区增加 29%。海马区和额皮质区的 BDNF 逐渐增加,在电休克治疗的第 4 天达到高峰;其他脑区的 BDNF 水平在最后 1 次电休克治疗的 15 小时后达到高峰,BDNF 的高水平至少持续 3 天。Tsai 等和 Hong 等分别在 2003 年和 2004 年在中国人群中研究 BDNF 多态性与抑郁症之间的关系,结果显示 BDNF(GI96A)基因的基因型和等位基因频率与正常人的差异无统计学意义,认为很可能是 BDNF 基因或其附近基因的多态性调控 BDNF 的转录,从而导致抑郁症的发生。而 Schumacher 等则在研究中发现了阳性结果,BDNF 可能是 MD 和精神分裂症的易感性基因,特别是有 MD 病史的精神分裂症患者。随后,Tsai 等研究发现 BDNF(G196A)多态性与老年抑郁症有关。

3. BDNF 与痴呆

近十几年的研究已经证实 BDNF 在 AD 中发挥着重要作用。1991 年,Philips 等首次发现了死亡的 AD 患者海马区有 BDNF 的低表达,推测正是由于此才使患者出现特征性、渐进性的细胞死亡。随后这一发现得到了证实,在 AD 患者的前额和顶部皮层中发现了 BDNF 的低表达。在 AD 患者中,海马区、内嗅皮质和颞叶区有 BDNF 蛋白水平的减少,其他脑区则未发现变化。AD 的发病早期就可见到海马受损,认为这是 AD 患者出现认知障碍的主要原因。AD 中 BDNF 的减少可以通过两种方式削弱海马的功能:一是突触可塑性,BDNF 不足可减弱突触编码信息的能力;二是神经营养因子,BDNF 的减少使得海马神经元更易于受损和退化。

另有报道显示,BDNF(G196A 和 C270T 位点)多态性与 AD 有关,但研究结果并不一致。Egan 等发现,在 1‰位点携带 A 等位基因的患者的学习和记忆能力均下降。而 Ventriglia 等发现,1‰位点携带 G 等位基因会增加散发性 AD 的发病率。但也有研究组并未发现 BDNF(G196A)多态性与 AD 有相关性,如 Nacmias 等研究认为,BDNF 的基因多态性不是 AD 的一个易感因素。Bian 等在汉族人群中研究发现,BDNF 基因多态性与 AD 的发病和发病年龄没有相关性。BDNF 基因 5'端(C270T 位点)的多态性与 AD 关系的研究结果也不一致。在日本和德国人群中研究显示,BDNF(C270T)的多态性与 AD 呈正相关。

单核苷酸多态性与晚发性 AD 患者的相关性首先在日本人群中发现,携带 T 等位基因的杂合子患者发展成 AD 危险度是非携带者的 3.8 倍。而后,德国人的研究证实了上述结论。但以后的研究结果却不一致。Nishimura 等对巴西人群进行的研究显示,BDNF(C270T)多态性与 AD 无相关性。Desai 等对美国黑种人和白种人中 AD 患者和正常对照组的 BDNF(G196A 和 C270T)多态性进行研究,结果显示三组的等位基因、基因型和单倍体频率的差异均无统计学意义。Saarela 等在芬兰人群中研究也未发现 BDNF(G196A 和 C270T)多态性与 AD 及帕金森病的相关性。上述不同的结果,也许是由于种属特异性或是样本量较小所致。然而,Peng 等证实了 AD 患者早期出现的 BDNF 前体和 BDNF 的减少,与认知功能障碍有关,提示 BDNF 前体和 BDNF 在 AD 患者认知功能的突触和细胞功能异常方面发挥作用。

4. BDN 是研究 MD 认知障碍和 AD 抑郁症状的一座桥梁

BDNF 可能是 AD 和 MD 共同的发病因素。AD 和 MD 患者都有 BDNF 水平的降低,且与认知功能障碍有关,因此,很可能由于 BDNF 水平的降低使得 MD 中出现认知功能障碍,促使 MD 发展成为 AD。AD 患者 BDNF 水平的降低可能与出现典型的抑郁症状有关。因为 BDNF 与神经元的存活有关,所以 AD 和 MD 患者海马的萎缩,可能与 BDNF 水平的降低有关。

总之,动物实验已经证实,抗抑郁药可以增加 BDNF 的含量。有认知功能障碍的 MD 患者和有抑郁症状的 AD 患者,经使用 BDNF 类药物后,可以促使体内产生 BDNF。因此,MD 患者特别是老年患者,应该早期和持续给予抗抑郁药治疗,以减轻认知功能障碍和阻止其发展成 AD。

(六) 其他机制

1. 血管性疾病

Alexopoulos 等提出了血管性抑郁的概念,通过单独血管损伤或者损伤积累造成前额叶系统的功能障碍,并引起受试者情绪和执行功能损害。一系列后继研究显示,在抑郁预示着发生首次心肌梗死和卒中风险增加和广泛血管疾病状态较差预后的同时,急性或者慢性血管疾病也都可能造成抑郁进展。心肌梗死和卒中在亚急性期显著增加抑郁风险,其中 25%～50% 的个体有抑郁症状报道。而对患慢性心血管疾病者的研究显示,糖尿病和冠心病能将抑郁的风险增加 1 倍。结构 MRI 研究同样支持血管疾病影响 LOD 发病的观点,即缺血性脑损伤和老年人抑郁诊断及自评抑郁症状之间存在着可靠的联系。另一项基于社区的大型研究显示,LOD、微小基底节病变以及深层或皮质下区白质异常之间的关系。脑血管疾病造成的大脑额回缺血损伤可能能够解释在 LOD 广泛存在的执行功能丧失、精神运动迟缓以及对治疗的阻抗。少数 LOD 患者白质高信号区和认知功能的研究发现了精神运动迟缓、记忆、语言和执行功能之间的联系,而 LOD 患者中该联系尤为显著。这些研究揭示了脑血管疾病与 LOD(尤其是认知功能损害)之间的关系,提示脑的缺血性结构改变可能是抑郁、继发认知功能损害的共同病因学因素,而缺血性损伤相关的认知功能障碍可能严重到足以导致临床痴呆的诊断。

2. 糖尿病

糖尿病对 AD 的发生发展可能有重要影响。Leibsen 等在对 1 455 例成人糖尿病患者的回顾性研究中发现,成人型糖尿病是 AD 的主要危险因素,长期患有糖尿病能造成认知损害,其中男性糖尿病患者患 AD 的风险更高。Hong 等发现,胰岛素和胰岛素生长因子 I 能调节 tau 蛋白的磷酸化,影响 NFT 的形成,胰岛素敏感性降低可影响 tau 蛋白磷酸化过程,增加 AD 及血管病的患病风险。

Gavard 等总结了以往的多个研究发现,用抑郁症诊断标准对糖尿病患者进行检查,其抑郁症的时点患病率在对照研究中为8.5%～27.5%(平均为 14.0%),而在非对照研究中则为 11.0%～19.9%(平均为 15.4%),此患病率至少是普通人群抑郁症患病率的 3 倍。用抑郁症状量表进行调查,糖尿病患者有临床意义的抑郁症患病率在对照研究中为 21.8%～60%(平均为 32.4%),而在非对照研究中则为 10%～28%(平均为 19.6%)。大量调查表明糖尿病患者与普通人群相比,其抑郁症的患病率有所增高,15%～20% 的糖尿病患者患有抑郁症。Eaton 等对 1 715 例患抑郁症但无糖尿病危险的人群随访 13 年,认为重度抑郁增加了发生 2 型糖尿病的危险性,抑郁心理状态可影响体内糖代谢,使机体对糖代谢的调节能力降低,他还证实了 2 型糖尿病患者抑郁症的发生早于糖尿病的发生。另有研究显示抑郁可使空腹血中胰岛素水平降低、血糖升高。

3. 吸烟

前瞻性的研究证实，吸烟可能是罹患 AD 的危险因素，但也有不少研究认为吸烟能降低 AD 的发病。Almeida 等对有关吸烟与 AD 关系的流行病学研究进行了 Meta 分析。在 8 个队列研究中，吸烟者罹患 AD 总的相对危险度为 1.10[95%可信区间为 0.94～1.29]；对其中 2 个在基线水平吸烟、以后发展成为 AD 的队列研究中的患者进行分析，其相对危险度为 1.99(95%可信区间为 1.33～2.98)。说明吸烟能够增加 AD 的患病风险。然而，对 21 个病例对照研究进行 Meta 分析，结果表明吸烟却是 AD 的保护性因素。

Anda 等使用抑郁量表对 3 000 名社区人群进行研究，发现吸烟者的抑郁量表评分显著高于非吸烟者，尤其是女性。吸烟与抑郁症状或/和抑郁症有关，推测可能是烟草中的尼古丁具有自身药物诱导性，使机体产生抑郁症易感性。Glassman 对 3 000 名普通人群的调查发现，吸烟者中 6.6% 曾有重性抑郁症病史，而非吸烟者中仅为 2.9%，两者间差异有极显著性。

第四节　老年抑郁症的积极干预能预防阿尔茨海默病的发生

一、药物治疗

积极的抗抑郁治疗对 LOD 患者或伴有抑郁症状的 AD 患者均是有益的。抗抑郁药物起效较快，能够更直接地在短期内让症状缓解，然而长期的康复以及防止复发需要依靠长期的药物维持以及心理治疗和家庭支持。

二、心理治疗

认知行为方法侧重于改善抑郁症病人扭曲的认知因果关系，帮助患者自省，能够识别和改变负面认知。

三、体育锻炼

体育锻炼可以作为抑郁症的辅助治疗。已经存在 AD 前驱症状的老人，适量的活动身体可以降低 AD 的风险，且用此方法治疗 LOD，与抗抑郁药单药治疗相比，复发率下降，大大提高 LOD 患者的治疗效果。

四、认知的干预

持久的认知干预和康复，即系统性的脑力锻炼，有目的地保存认知功能，维护和重建认知储备，可以有效地延迟 AD 的发生。有意识地对智力和认知技能进行持续的练习至少能够使认知功能达到稳定，无论是维持原有的功能还是一种补偿机制,在同一个年龄阶段,持续性需要用到认知技能的老人在认知水平上相较其他老人能保留相对完好,甚至在一个广泛的程度上得到提高。

抑郁症是可治疗的疾病,而 AD 到目前为止尚无好的治疗方法,关键在于早期发现,早期干预,延缓疾病的进展。如果能证实伴认知损害的晚发性抑郁症具有很高的发展为 AD 的风险,那么在抗抑郁治疗的同时,积极干预认知改变,将能防止或延缓痴呆的发生。如果 AD 每被推迟一年发生,全球将减少 950 万例患者,到 2050 年,可以大大降低疾病的负担,这无疑具有巨大的社会效益和经济效益。

第五节 老年抑郁症与阿尔茨海默病相关性的实证研究

我们从临床现象学、神经心理学、神经电生理学、分子遗传学等角度对老年抑郁症(senile depression,SD)与阿尔茨海默病(AD)的关系进行实证研究。

一、老年抑郁症和阿尔茨海默病临床特征对照研究

SD 和轻度 AD 是老年期两种常见的精神障碍。目前普遍认为,SD 患者除情绪障碍外,还可伴有认知功能障碍,有时这种认知功能损害特别突出,极易与痴呆相混淆,甚至有"抑郁性假性痴呆"之称,而轻度 AD 患者中,抑郁症状比正常老年人更多见。我们对 SD 和轻度 AD 患者的临床特征作了初步研究,现报道如下。

(一)对象与方法

1. 对象

(1) SD 组:60 例均为 2003 年 1 月至 2004 年 6 月的住院患者。入组标准:①符合美国精神障碍诊断和统计手册第 4 版(DSM-Ⅳ)和中国精神障碍分类与诊断标准第 3 版(CCMD-3)中抑郁症的诊断标准;②性别不限,年龄在 60 岁以上;③经检查,血象、心、肝、肾功能正常;④无精神分裂症,无酒精和药物依赖病史;⑤取得患者或家属同意后方可入组。其中女 45 例、男 15 例,年龄 60~82 岁,平均(65.9±8.3)岁,体重指数(22.7±2.6)kg/m²。

(2) 轻度 AD 组:30 例均为同期在某三级甲等专科医院住院的患者。入组标准:①符合美国精神障碍诊断和统计手册第 4 版(DSM-Ⅳ)中轻度 AD 的诊断标准和中国精神障碍分类与诊断标准第 3 版(CCMD-3)中 AD 的诊断标准;②年龄、性别不限;③简易智能状态检查(MMSE)为 10~24 分;④取得患者或家属同意后方可入组。其中女 20 例、男 10 例,年龄 60~85 岁,平均(71.4±7.3)岁,体重指数(23.0±3.1)kg/m²。两组患者的性别间差别无显著性意义($x^2=0.692$,

$P>0.05$),轻度 AD 组患者的年龄高于 SD($t=4.127,P<0.05$)。

2. 方法

(1) 使用自编的一般情况调查表,收集患者的性别、年龄、文化程度、发病诱因、既往史、家族史、病程和发病次数等。

(2) 所有患者于治疗前采用汉密顿抑郁量表(HAMD,24 项版本)、简易智能状态检查(MMSE)和日常生活能力量表(ADL,14 项版本)进行评分。

3. 统计学方法

将数据输入微机,制成 DBF 文件,运用 SPSS 11.0 软件处理,采用 t 检验和 x^2 检验。

(二) 结果

1. 将同时符合下列条件者定义为伴有认知功能障碍的老年抑郁症:(1) 主观感觉有记忆力减退;(2) MMSE≤24 分;(3) ADL 评分≥22 分。60 例老年抑郁症患者中伴有认知功能障碍者 28 例(占 46.7%)。

2. 伴和不伴认知功能障碍的老年抑郁症与轻度 AD 患者一般情况见表 3-1。

表 3-1 三组患者的一般情况比较

	不伴认知功能障碍的 SD 组($n=32$)	伴认知功能障碍的 SD 组($n=28$)	轻度 AD 组 ($n=30$)
性别(女/男)	24/8	21/7	20/10
平均年龄(岁)	$62.2\pm7.6^{*\triangle}$	$67.0\pm7.2^{\triangle}$	71.4 ± 7.3
起病年龄(岁)	$54.4\pm11.5^{*\triangle}$	$57.9\pm9.1^{\triangle}$	66.3 ± 6.8
平均病程(年)	7.1 ± 7.7	8.8 ± 8.6	6.9 ± 7.5
平均发病次数	$2.4\pm1.6^{\triangle}$	$2.5\pm1.3^{\triangle}$	1.1 ± 0.6
配偶(有/无)	24/8	19/9	19/11
受教育年限(年)	8.2 ± 3.2	7.3 ± 2.6	6.9 ± 4.8
无明显发病诱因	$5(15.6)^{\triangle}$	$8(28.6)^{\triangle}$	21(70.0)
伴有心脑血管疾病	$12(37.5)^{**}$	$14(50.0)^{\triangle\triangle}$	10(33.3)
伴有糖尿病	$2(6.2)^{**}$	$4(14.3)^{\triangle\triangle}$	3(10.0)
抑郁症或自杀家族史	11(34.4)	6(21.4)	6(20.0)
痴呆家族史	1(3.1)	2(7.1)	4(13.3)

注:与伴认知功能障碍的 SD 组相比,$^*P<0.05$,$^{**}P>0.05$;与轻度 AD 组比较,$^{\triangle}P<0.01$,$^{\triangle\triangle}P>0.05$

3. 根据 HAMD 评分，<8 分为无抑郁，8～20 分为轻度抑郁，21～35 分为中重度抑郁，>35 分为极重度抑郁。三组患者 HAMD 总分分布间差别有显著性意义（$x^2 = 40.97, P < 0.001$）（见表 3-2）。而且伴和不伴认知功能障碍的老年抑郁症患者均以中、重度和极重度抑郁为主，而轻度 AD 患者以轻、中度抑郁为主。

表 3-2 三组患者 HAMD 总分分布 $[n(\%)]$

HAMD 评分 （分）	不伴认知功能障碍的 SD 组($n=32$)	伴认知功能障碍的 SD 组($n=28$)	轻度 AD 组 ($n=30$)
<8	—	—	9(30.0)
8～20	2(6.3)	5(17.9)	17(56.7)
21～35	21(65.6)	16(57.1)	4(13.3)
>35	9(28.1)	7(25.0)	—

4. 将轻度 AD 组中 HAMD 总分>8 分者定义为伴抑郁症状的轻度 AD 患者（共 21 例），伴和不伴认知功能障碍的 SD 患者与伴抑郁症状的轻度 AD 患者的 HAMD、MMSE 和 ADL 评分见表 3-3。

表 3-3 三组患者的 HAMD、MMSE 和 ADL 评分 ($\bar{x} \pm s$, 分)

	不伴认知功能障碍的 SD 组($n=32$)	伴认知功能障碍的 SD 组($n=28$)	伴抑郁症状的轻度 AD 组($n=21$)
HAMD 总分	32.6±4.7*△	29.6±5.9△	14.7±6.8
因子分			
焦虑/躯体化	7.9±2.9△	6.8±2.6△	3.5±1.9
体重减轻	1.1±0.9△	0.9±0.8▲	0.6±0.5
认识障碍	5.0±2.6△	5.1±2.5△	2.4±2.1
日夜变化	0.6±0.4△	0.5±0.5△	0.3±0.4
迟缓	7.7±2.7△	7.9±2.8△	3.0±2.1
睡眠障碍	4.3±2.1△	4.0±1.9△	2.5±1.9
绝望感	4.7±1.9△	4.3±1.7△	2.0±1.3
MMSE 总分	28.7±5.4○△	19.9±4.5△	15.9±4.5
ADL 总分	21.5±7.6○△	26.8±8.3△	29.3±8.5

注：与伴认知功能障碍的老年期抑郁症组相比，* $P<0.05$，○ $P<0.01$；与轻度 AD 组比较，△ $P<0.01$，▲ $P<0.05$

5. 伴和不伴认知功能障碍的 SD 患者与伴抑郁症状的轻度 AD 患者的生物学症状见表 3 - 4。

表 3 - 4　三组患者的生物学症状比较[n(%)]

	不伴认知功能障碍的 SD 组($n=32$)	伴认知功能障碍的 SD 组($n=28$)	伴抑郁症状的轻度 AD 组($n=21$)
生物节律改变	19(59.4)△	14(50.0)△	6(28.6)
早醒	25(78.1)△	24(85.7)△	8(38.1)
入睡困难	20(62.5)*	22(78.6)*	15(71.4)
体重下降	13(40.6)△	12(42.9)△	3(14.3)
自杀意念/行为	23(71.9)△	22(78.6)△	6(28.6)

注:与伴抑郁症状的轻度 AD 组比较,△$P<0.01$,* $P>0.05$

(三) 讨论

有关 AD 与 SD 的相关性研究已引起学者的广泛重视。有报道认为,抑郁可以增加临床 AD 的发病危险,抑郁是 AD 病理改变产生的症状之一,但目前关于 AD 与抑郁的发病关系仍不清楚。然而,当 AD 患者伴有抑郁症状,或是 SD 患者存在认知功能障碍时,临床上往往不易作出鉴别诊断。

本研究发现,与伴和不伴认知功能障碍的 SD 相比,轻度 AD 患者的年龄较大、起病年龄较晚、首次发病、发病诱因不明显多见,且以轻、中度抑郁为主;而伴和不伴认知功能障碍的 SD 患者的抑郁程度均以中重度和极重度抑郁为主,并且轻度 AD 患者的生物学症状少于 SD 患者。另外,伴有抑郁症状的轻度 AD 患者智能和日常生活能力显著较 SD 患者差,这与文献报道基本一致。这些差异为两者的鉴别诊断提供了依据。

近来研究发现,心脑血管疾病和糖尿病患者均存在着认知功能障碍,但本研究未发现伴和不伴认知功能障碍的老年抑郁症患者和轻度 Alzheimer 病之间的心脑血管疾病和糖尿病的发生率间存在差异。

有研究表明,抑郁症患者的认知功能障碍有可能存在于抑郁症状之外,这是抑郁症患者即使在缓解期仍不能恢复正常社会功能的主要原因。有研究认为,老年抑郁症是 AD 的风险因子,抑郁症状经常出现在 AD 患者身上(占 10%～25%),且许多老年抑郁症患者最终发展为痴呆。Delis 研究发现,大约 35% 的老年抑郁症患者具有认知损害,并且有无认知损害的抑郁症的病因具有异质性,结局各不相同。伴认知损害的抑郁症在抑郁消除后,有 23% 的患者认知功能完全恢复、34% 认知功能无变化、43% 的患者仍有认知功能障碍。

抑郁症是可治疗的疾病,而 AD 到目前为止尚无好的治疗方法,关键在于早期发现、早期干预,延缓疾病的进展。如果能及早识别两者,在抗抑郁治疗的同时积极干预认知改变,将能防止或延缓痴呆的发生,这无疑具有巨大的社会效益和经济效益。

二、认知功能研究

目前普遍认为,SD患者除情绪障碍外,还可伴有认知功能障碍,有时这种认知功能损害特别突出,有"抑郁性假性痴呆"之称,而AD系一种病因不明的原发性退行性脑变性疾病,以全面的智能损害为特征,在AD(尤其是轻度AD)患者中,抑郁症状比在正常老年人中更多见。本研究旨在了解SD和轻度AD患者的认知功能是否存在差异,为两者的鉴别诊断提供依据。

(一)对象和方法

1. 对象及分组

(1)SD组同"老年抑郁症和阿尔茨海默病临床特征对照研究"。

(2)轻度AD组同"老年抑郁症和阿尔茨海默病临床特征对照研究"。

(3)正常对照组(NC组):30例均为健康体检者,汉密顿抑郁量表(HAMD)＜7分,经检查血象、心、肝、肾功能正常,无精神分裂症、酒精和药物依赖病史,其中女10例、男20例,年龄50～68岁,平均年龄(55.2±5.8)岁,平均受教育年限(7.9±3.9)年。

2. 方法

(1)所有患者于治疗前评定汉密顿抑郁量表(HAMD)、简易智能状态检查(MMSE)和日常生活能力量表(ADL)(14项版本)。由我院心理测验室采用韦氏成人记忆量表(WAIS－RC)和中国临床记忆量表评定患者的智力和记忆水平。

(2)P_{300}测量仪器使用美国Niclolet公司Pathfinder MEGA电生理诊断仪,通过耳机双耳给声,1 000 Hz为非靶刺激,概率80%;2 000 Hz为靶刺激,概率为20%,穿插在非靶刺激中随机出现,给声间期1s。电极按10～20系统标准置于Cz、Pz、Fz,参考电极置于双耳垂,地线置于前额中央。极间阻抗＜2 kΩ,分析时间700 ms。整个试验于屏蔽隔音室中进行,受试者坐软椅,全身肌肉放松、闭目。试验前统一指导语,向受试者说明试验要求,辨认并默记靶刺激出现的次数。检测结束时,核对其所计次数与计算机显示的次数的符合程度,以了解其合作程度。

3. 统计分析

将数据输入微机,制成DBF文件,运用SPSS11.0软件处理。统计推断分别采用t检验,x^2检验。

（二）结果

1. 三组患者的量表评定结果比较，见表 3-5。

表 3-5　三组患者的量表评定结果比较（$\bar{x} \pm s$）

	HAMD总分	MMSE总分	ADL总分	韦氏智测	记忆量表
SD组（$n=60$）	31.2±5.4②③	24.2±3.7②③	23.7±6.9②③	87.3±16.3②③	62.8±16.0①③
AD组（$n=30$）	14.7±6.8②	15.9±4.5②	29.3±8.5②	62.3±14.6②	45.1±12.1②
NC组（$n=30$）	4.3±2.9	28.5±5.4	18.5±6.3	94.5±11.9	70.3±17.1

与正常对照组相比：① $P<0.05$；② $P<0.01$，与轻度 Alzheimer 病组比较：③ $P<0.01$

2. 三组患者的 P 测定结果比较，见表 3-6。

表 3-6　三组患者的 P_{300} 测定结果比较（$\bar{x} \pm s$）

组别	潜伏期（ms）			波幅（μV）		
	N_1	P_2	N_2	P_3	P_2	P_3
SD组（$n=60$）	101.5±22.0①②	177.1±27.0①	234.2±45.6①③	369.7±37.1①③	5.4±4.4	10.0±4.9①
AD组（$n=30$）	112.2±25.7①	169.7±65.6①	280.1±79.0①	420.1±61.8①	5.9±4.4①	8.6±6.9①
NC组（$n=30$）	96.1±10.8	157.9±18.7	214.5±15.7	318.7±27.5	4.3±3.2	13.9±5.9

与正常对照组相比：① $P<0.01$，与轻度 Alzheimer 病组比较：② $P<0.05$；③ $P<0.01$

（三）讨论

本研究发现，SD 和轻度 AD 患者的 HAMD 总分均显著高于正常对照组，但 SD 患者的 HAMD 总分又显著高于轻度 AD 患者，提示轻度 AD 患者的抑郁程度较 SD 轻。这与文献报道基本一致。

Veiel 认为抑郁症的认知功能损害表现为脑功能的全面损害，特别是以执行功能障碍为特征的额叶损害和以记忆障碍为特征的颞叶损害。Butters 等研究发现，有认知功能损害的 SD 患者某些认知功能会有所改善，但不一定能达到正常水平，特别是记忆和执行功能。本研究发现，SD 和轻度 AD 患者的 MMSE、WAIS-RC 和记忆量表评分均显著低于正常对照组，而 ADL 总分均显著高于正常对照组，但轻度 AD 患者的前三个量表总分又均显著低于 SD 患者，而 ADL 总分又均显著高于 SD 患者，提示轻度 AD 患者的智能和记忆损害程度及日常生活功能损害程度明显重于 SD 患者。

Foldi 等认为，SD 患者的精神运动性阻滞和注意力集中困难可能影响了他们的测试结果，随着病情的改善，抑郁症状的减轻，量表评分能明显升高；而 AD 患者随着病情的进展，量表评分则会愈来愈差。

P_{300} 作为一个客观的电生理学指标，对认知损害的早期评定有一定的价值。

Himani 等研究也发现抑郁症患者 P_{300} 的 N_1，N_2，P_1，P_2 和 P_3 的潜伏期均显著长于正常对照组，他们认为这可能与抑郁症患者的"认知神经元库"或神经递质/神经肽平衡失调所致。Karaaslan 等研究发现，伴和不伴精神病性症状的抑郁症患者治疗前 P_{300} 的潜伏期均延长，波幅下降，治疗后伴精神病性症状的抑郁症患者的 P_{300} 潜伏期和波幅均恢复正常，而不伴精神病性症状的抑郁症患者的 P_{300} 潜伏期恢复正常，但波幅仍下降。Alonso 等发现抑郁症和 AD 患者的听觉和视觉 P_{300} 的潜伏期均显著延长。

本研究发现，SD 和轻度 AD 患者的 P_{300} 的 N_1、P_2、N_2、P_3 潜伏期均显著长于正常对照组，P_3 波幅显著低于轻度 AD 患者；但轻度 AD 患者的 P_{300} 的 N_1、N_2、P_3 潜伏期均显著长于 SD 患者，并且轻度 AD 患者的 P_{300} 的 P_2 波幅与正常对照组无显著性差异，与文献报道基本一致。由此提示尽管 SD 和轻度 AD 患者均存在认知功能损害，但轻度 AD 患者的认知损害程度明显重于 SD。同时也提示 P_{300} 的改变不是某一疾病的特异性改变，不能作为某一疾病的诊断手段。

三、血脂和载脂蛋白基因 E 基因多态性研究

脂质代谢异常不但涉及心血管疾病，也与许多精神疾病如精神分裂症、抑郁症、AD 密切相关。近来最引人注目的是 ApoE ε4 等位基因与 AD 的显著关联，并发现 ApoE 基因与正常老化、病理老化人群的认知缺损相关联。许多抑郁症患者存在认知缺损、神经元丧失及脑结构异常，提示 ApoE 基因可能与抑郁症的发病有关。本研究对老年抑郁症、轻度 AD 与血脂及 ApoE 基因的关系进行初步探讨，现报道如下。

（一）资料与方法

1. 一般资料

（1）SD 组同"老年抑郁症和阿尔茨海默病临床特征对照研究"。

（2）轻度 AD 组同"老年抑郁症和阿尔茨海默病临床特征对照研究"。

（3）正常对照组：为 60 例健康体检者，汉密顿抑郁量表（HAMD）评分<7 分，经检查血常规、心、肝、肾功能正常，无精神分裂症、酒精和药物依赖病史，其中女 42 例、男 18 例，年龄 60～78 岁，平均（64.8±6.0）岁；体重指数为（23.4±2.9）kg/m^2。

2. 方法

（1）所有患者于治疗前评定汉密顿抑郁量表（HAMD）和简易智能状态检查（MMSE）。

（2）标本收集于评定的当日 6:00～6:30 抽取空腹静脉血8 ml，其中 5 ml 用肝素抗凝，迅速送我院研究所离心（2 500 g/min，共 5 min），分离血浆和血细胞，然后将血浆和血细胞于－80℃冰箱冷藏。血细胞用于基因组 DNA 提取和基因多态性检测；其余 3 ml 用于血脂检测。

（3）血脂测定总胆固醇（TC）、甘油三酯（TG）、高密度脂蛋白（HDL－C）和低密度脂蛋白（LDL－C）的检测均在我院日立 7170－A 型全自动生化分析仪上完成。

（4）PCR－RFLP 分析:用酚提法抽提 DNA 模板。扩增的引物序列参考文献[6]，由上海博亚生物技术有限公司合成。取 PCR 扩增产物 16.8 ul,加入 HhaI（10 U/ul,Promega 公司）1 ul 及相应 10X 反应缓冲液 2 ul,10 ug/ul 在 37℃中酶切过夜。12％非变性聚丙烯酰胺凝胶电泳,以 PBR 322 DNA/MsP 1 Marker 作为分子量参照物,1XTBE 缓冲液环境中电泳（恒压 280 V,电流 4～25 mA,3 h）。银染法判定结果,ApoE 基因型判定参照许利刚等的方法。

3. 统计学方法

将数据输入微机,制成 DBF 文件,运用 SPSS For Window 11.0 软件处理。计量资料采用方差分析和 q 检验,X^2 吻合度检验分析基因型分布是否符合 Hardy-Weinberg 平衡定律,基因型分布和等位基因频率的两组间比较采用 X^2 检验。

（二）结果

1. SD 组、轻度 AD 组患者及正常对照者的血脂浓度比较:SD 组和轻度 AD 组患者 TC 和 TG 均显著高于正常对照者,而 LDL－C 均显著低于正常对照者,SD 组的 LDL－C 显著低于轻度 AD 组,SD 组的 TG 显著高于轻度 AD 组（所有 $P<0.01$,见表 3－7,表 3－8）。

表 3－7　三组受检者的血脂浓度（$\bar{x}\pm s$,mmol/L）

组别	例数	总胆固醇 （TC）	三酰甘油 （TG）	高密度脂蛋白 （HDL－C）	低密度脂蛋白 （LDL－C）
SD 组（Ⅰ）	60	5.32±0.88	1.71±1.13	1.47±0.29	1.21±0.35
轻度 AD 组（Ⅱ）	30	5.15±0.99	1.41±0.75	1.41±0.40	2.08±0.72
正常对照组（Ⅲ）	60	4.47±0.76	1.03±0.46	1.43±0.31	2.81±0.67
F 值		60.089	33.762	1.532	532.083
P 值		0.000	0.000	0.217	0.000

表 3－8　三组受检者血脂浓度的两两比较

对比组	总胆固醇 （TC）		三酰甘油 （TG）		高密度脂蛋白 （HDL－C）		低密度脂蛋白 （LDL－C）	
	q 值	P 值	q 值	P 值	q 值	P 值	q 值	P 值
Ⅰ-Ⅱ	1.50	＞0.05	2.97	＜0.01	1.61	＞0.05	17.83	＜0.01
Ⅰ-Ⅲ	11.16	＜0.01	7.86	＜0.01	1.25	＞0.05	36.21	＜0.01
Ⅱ-Ⅲ	7.72	＜0.01	5.77	＜0.01	0.44	＞0.05	10.44	＜0.01

2. SD 和轻度 AD 患者与正常对照者 ApoE 基因型分布：SD 组、轻度 AD 组和正常对照组基因型分布均符合 Hardy-Weinberg 平衡定律（SD 组 $X^2=1.632$，轻度 AD 组 $X^2=1.365$，正常对照组 $X^2=0.054$，所有 $P>0.05$，见表 3 - 9）。三组基因型频率分布间差异无显著性意义（$X^2=15.008$，$P=0.132$）。

表 3 - 9　三组受检者 ApoE 基因型分布 $[n(\%)]$

组别	例数	ε2/ε2	ε3/ε3	ε4/ε4	ε2/ε3	ε2/ε4	ε3/ε4
SD 组	60	1(1.67)	35(58.33)	0	5(8.33)	4(6.67)	15(25.00)
轻度 AD 组	30	0	14(46.67)	2(6.67)	1(3.33)	2(6.67)	11(36.67)
正常对照组	60	2(3.33)	41(68.33)	0	4(6.67)	2(3.33)	11(18.33)

3. SD 和轻度 AD 患者与正常对照者 ApoE 等位基因频率比较：三组等位基因频率间差异有显著性意义（$X^2=9.449$，$P=0.050$，见表 3 - 10）；SD 组和正常对照组等位基因频率间差异无显著性意义（$X^2=1.435$，$P=0.448$）；轻度 AD 组和正常对照组等位基因频率间差异有显著性意义（$X^2=9.020$，$P=0.011$）；SD 组和轻度 AD 组等位基因频率间差异无显著性意义（$X^2=4.402$，$P=0.111$）。

表 3 - 10　三组受检者 ApoE 等位基因频率 $[n(\%)]$

组别	例数	ε2	ε3	ε4
SD 组	60	11(9.17)	90(75.00)	19(15.83)
轻度 AD 组	30	3(5.00)	40(66.67)	17(28.33)
正常对照组	60	10(8.20)	97(80.97)	13(10.83)

（三）讨论

有研究认为，高胆固醇血症可能是 AD 发病的危险因素之一。Kuo 等研究发现 AD 患者血清 LDL - C、载脂蛋白 B（ApoB）的水平高于正常对照组，血清 TC 水平也增高，但无统计学意义。徐书雯等研究发现 AD 患者的 TC、TG、HDL - C 和 LDL - C 均与正常老年人无显著性差异。Maes 等发现低胆固醇浓度与抑郁症相关。Rabe-Jablonka 等发现，恢复期抑郁症患者较低的 TC 和 LDL - C 有助于预测下一次抑郁发作时的自杀危险性。袁勇贵等研究发现，抑郁症组的 TC 浓度显著低于正常对照组，而 TG 浓度与正常对照组无显著差异。而本研究发现，SD 和轻度 AD 患者的 TC 和 TG 均显著高于正常对照组，而 LDL - C 均显著低于正常对照组，并且老年抑郁症患者的 LDL - C 显著低于轻度 AD 患者，TG 显著高于轻度 AD 组。由此提示 SD 和轻度 AD 患者均存在脂质代谢的异常。这与以前的研究结果不完全一致，导致这一差异的具体原因尚不清楚，是否这些患者的血脂调节还存在其他机制，还有待于进一步研究证实。

ApoE 首先在正常人的极低密度脂蛋白中发现,它存在于多种脂蛋白颗粒中,不仅可以调节脂质代谢,同时参与神经细胞的生长和修复过程。编码 ApoE 的基因定位于人类第 19 号染色体长臂 13 区 2 带(19q13.2)上,含 4 个外显子和 3 个内含子,ApoE 基因共有 ε2、3 和 ε4 三个等位基因,构成 6 种基因型,即 ApoE ε2/ε2、ε3/ε3、ε4/ε4 三种纯合子型和 ApoE ε2/ε3、ε2/ε4、ε3/ε4 三种杂合子型。其中 ApoE ε3、ApoE ε3/ε3 分别是最常见的等位基因和基因型,但不同人种和地域中 ApoE 基因频率和表型分布可能存在差异。

国内外研究均证实,ApoE ε4 是 AD 的高风险因素,而 ApoE ε2 及 ApoE ε3 等位基因具有保护作用。本研究也证实,轻度 AD 患者的 ApoE ε4 等位基因频率显著高于正常人,ApoE ε2、ε3 等位基因频率显著低于正常人。

自 1996 年 Ramachandran 等发现 ApoE ε3/ε4 基因型可能与抑郁症状有关后,许多学者开展了抑郁症与 ApoE 基因相关性的研究。Steffens 等研究发现,SD 的 ApoE 基因型和等位基因的频率分布与正常对照组无明显差异。汪栋祥等的研究显示抑郁症与 ApoE ε4,无论是在发病年龄上还是性别上,都不存在差异和关联。本研究也发现,SD 患者与正常人的 ApoE 的基因型和等位基因频率分布均无差异,支持上述观点。

Krishnsn 等研究了 42 例 SD 患者(>58 岁),研究结果发现晚发性抑郁症患者多见基因型 ApoE ε3/ε4,带有基因型 ε3/ε4 的老年抑郁症患者 MMSE 分显著低于带有基因型 ε3/3 或 ε3/ε2 的患者,该结果说明晚发性抑郁症与 AD 具有共同的遗传风险因子,也说明 ApoE ε4 在认知缺损发生发展中发挥着重要的作用。Stewart 等发现,存在记忆障碍的抑郁症患者与较高的 ApoE ε4 等位基因的频率有关。施慎逊等发现抑郁症和痴呆的 ApoE ε2 等位基因频率较对照组低,ApoE ε4 等位基因频率较对照组高,ApoE ε4 等位基因与痴呆密切关联。但本研究并未发现 SD 患者与轻度 AD 之间存在 ApoE 的基因型和等位基因频率分布的差异。

四、血浆同型半胱氨酸水平及 MTHFR 基因多态性

本研究拟证实 SD 和 AD 与血浆同型半胱氨酸(HCy)水平及其再甲基化过程中的关键酶 N^{15}，N^{10}-亚甲基四氢叶酸还原酶(MTHFR)的基因多态性的关系。

(一)对象和方法

1. 对象

(1) SD 组同"老年抑郁症和阿尔茨海默病临床特征对照研究"。

(2) 轻度 AD 组同"老年抑郁症和阿尔茨海默病临床特征对照研究"。

(3) 正常对照组:80 例,健康体检者,汉密顿抑郁量表(HAMD)<7 分,经检查血象、心、肝、肾功能正常,无精神分裂症、酒精和药物依赖病史,其中女 52 例、男 28 例,年龄在 60~78 岁,平均(64.8±5.8)岁,平均受教育年限(7.3±3.6)年。

2. 方法

（1）所有患者于治疗前评定 HAMD、MMSE 和日常生活能力量表（ADL）（14项版本）。

（2）按是否符合下列条件，将老年抑郁症患者分为两组，即伴有认知功能障碍组（28 例）和不伴认知功能障碍组（32 例）。分组条件：① 主观感觉有记忆力减退；② MMSE≤24 分；③ ADL≥22 分。

（3）标本收集：于评定的当日晨 6:00～6:30 抽取空腹静脉血 5 ml，肝素抗凝，迅速送我院研究所离心（2 500 g/min,5 min），分离血浆和血细胞，－80℃冰箱冷藏。血浆用于测定 Hcy，血细胞用于基因组 DNA 提取和基因多态性检测。

（4）血浆 Hcy 的测定：取血浆 1 ml 加内标 10 mmol/L D -正白氨酸 20 ul，再加乙睛 1 ml 混匀，离心去蛋白，留取上清液备用；然后取上清液或 Hcy 标准液 1 ml 加 0.5 mlo/L pH9.5 的四硼酸钠缓冲液 1 ml 和乙睛 1 ml，与 2,4 -二硝基氟苯（DNFB）20 ul 混匀，置 50℃ 水浴 40 min 进行衍生，衍生后的产物用美国 Beckman 公司生产的 P/ACE5010 型高压毛细血管电泳仪进行电泳。条件为电压 28 kV，温度 15℃，紫外波长 280 nm，压力进样 5 s，洗脱时间 8 min。将 Hcy 标准品的浓度与测定的紫外吸收值进行线性回归分析。得出回归方程为 $Y=0.201X-28.4$，相关系数 $r=0.997$，最后将血浆中所测得的紫外吸收值代入方程，计算出 Hcy 浓度。

（5）PCR - RFLP 分析：取肘正中静脉血 2 ml，肝素抗凝，用酚提法抽提 DNA 模板。扩增的引物序列参考文献，由上海博亚生物技术有限公司合成。以 PE2400 型 PCR 扩增仪（美国 Perkin Elmer 公司产品）进行热循环扩增反应。50 ul 反应体系中含 10Xbuffer 5 ul,25 mol/L MCl$_2$ 3 ul,2.5 mol/L dNTP 4 ul，引物各 250 ng，Taq 酶 2U，DNA 模板 1 ug。PCR 扩增条件为预变性 94℃ 5 min，变性 94℃ 30 s，退火 62℃ 45 s，延伸 72℃ 50 s，30 个循环后，终末延伸 72℃ 10 min。2％琼脂糖凝胶电泳检查 PCR 扩增产物，扩增片段大小为 198 bp。取 5 ul PCR 扩增产物，加入限制性内切酶 Hinfl 酶 5U（2 ul），双蒸水补足至 20 ul，37℃ 水浴 4 h rker（Pbr 322DNA/Mspl）作为分子量标定物，400 V 恒压电泳 2 h 后，取胶，乙醇和冰醋酸固定，并银染、封胶、干胶，判定酶切结果。酶切结果显示，C677T 共有三种基因型：T/T 为纯合子突变，片段长度为 175 bp；C/C 为野生型，片段长度为 198 bp；T/C 为杂合子突变型，片段长度既有 198 bp 又有 175 bp。

3. 统计学方法

运用 SPSS For Window 11.0 软件处理系统。计量资料采用 t 检验，X^2 吻合度检验分析基因型分布是否符合 Hardy-Weinberg 平衡定律，基因型分布和等位基因频率的两组间比较采用 X^2 检验，界值定为 $\alpha=0.50$。

（二）结果

1. SD、轻度 AD 患者和正常对照组的血浆 Hcy 水平比较（见表 3-11）

表 3-11　血浆 Hcy 水平比较（$\mu mol/L, \bar{x}+s$）

组别	例数	血浆 Hcy 水平
SD 组	60	17.39±5.74**△
伴认知功能障碍组	28	18.07±5.57**△
不伴认知功能障碍组	32	17.03±5.80**△
轻度 AD 组	30	16.02±3.63**
正常对照组	80	11.82±3.91

注:与正常对照组相比,** $P<0.01$;与轻度 Alzheimer 病组比较,△ $P>0.05$

SD 组和轻度 AD 组的血浆 Hcy 水平均显著高于对照组,差异有统计学意义（均为 $P<0.50$）;SD 组和轻度 AD 组比较,差异无统计学意义（$P>0.05$）;伴和不伴认知功能障碍 SD 患者的血浆 Hcy 水平两组比较,差异无统计学意义（$P>0.05$）。

2. SD、轻度 AD 患者和正常对照组的 MTHFR C677T 基因型和等位基因频率分布比较（见表 3-12）

表 3-12　MTHFR C677T 基因型频率分布

组别	例数	基因型频率			等位基因频率	
		C/C	C/T	T/T	C	T
SD 组	60	22(36.67)	27(45.00)	11(18.33)	59.17	40.83
伴认知功能障碍组	28	12(42.86)	5(17.86)	11(39.28)	51.79	48.21
不伴认知功能障碍组	32	9(28.13)	7(21.87)	16(50.00)	39.06	60.94
轻度 AD 组	30	11(36.67)*	13(43.33)*	6(20.00)*	58.33*	41.67*
对照组	80	27(33.75)	38(47.50)	15(18.75)	57.50	42.50

注:表中括号内数据为百分构成比（%）,与不伴认知功能障碍组比较,两表 * $P<0.05$

SD 组、轻度 AD 组和对照组基因型分布均符合 Hardy-Weinberg 平衡定律,除轻度 AD 组和不伴认知功能障碍组各基因型和等位基因频率分布比较,差异均有统计学意义（X^2 值分别为 6.488 和 4.605,均为 $P<0.05$）,其他各组两两比较,差异均无统计学意义（$P>0.05$）。

（三）讨论

研究证实,高 Hcy 水平增加了神经精神疾病包括卒中、痴呆、帕金森病和抑郁症的发病危险。Seshadri 等对 1 092 例无痴呆的老年人检测了血浆 Hcy 水平,8 年后有 111 例发展为痴呆,其中 83 例被诊断为 AD。进行回归分析发现,血浆

Hcy 升高是发展为痴呆和 AD 的一个独立的危险因素。Positiglione 等也发现，AD 的病程与血浆叶酸、VitB$_{12}$ 和 Hcy 的水平相关。Reutens 等、Bottiglieri 等和 Tiemeier 等的研究均证实，抑郁症患者的血清同型半胱氨酸水平增高。本研究结果也表明，SD、轻度 AD 患者均存在高 Hcy 水平，与国外的研究基本一致。

Hcy 再甲基化反应需 MTHFR 作为关键酶参与，所以对 MTHFR 基因多态性影响 Hcy 水平的探讨已成为目前的研究热点。本研究结果表明，SD 和轻度 AD 患者的 MTHFR C677T 基因型和等位基因频率与健康对照组比较，差均无统计学意义，与文献报道一致。另外，本研究还表明，不伴认知功能障碍的老年抑郁症患者和轻度 AD 患者 MTHFR C677T 基因型和等位基因频率分布比较，差异均有统计学意义，而伴认知功能障碍的老年抑郁症患者和轻度 AD 患者 MTHFR C677T 基因型和等位基因频率分布比较，差异均无统计学意义，提示伴和不伴认知功能障碍的 SD 可能是两个不同的疾病亚型，SD 的认知功能障碍可能是其发展为 AD 的一个重要危险因素。

目前认为，高 HCy 水平在 SD 和 AD 发病中有以下几种可能机制：① Hcy 水平的增高对海马区神经元产生兴奋性神经毒性作用；②更高水平的 Hcy 可通过激活 N-D-天门冬氨酸受体而具有神经细胞毒性，从而导致海马区神经元的死亡；③叶酸的缺乏和 Hcy 水平的升高还可能损害海马区神经元的 DNA 修复，而已有报道证实海马功能异常在 SD 和 AD 的发病中起着重要作用。

参考文献

1. 姜文颢,袁勇贵,周红. 晚发性抑郁症、轻度认知障碍和阿尔茨海默病的关联. 中华精神科杂志,2011,44:253-255.

2. 李晶晶,袁勇贵,侯钢. 脑源性神经营养因子在抑郁症和阿尔茨海默病发病中的作用. 中华精神科杂志,2007,40:58-60.

3. 闫芳,李淑然,刘津,等. 社区老年期痴呆和老年抑郁症的两年随访研究. 中国心理卫生杂志,2003,17:745-748.

4. 袁勇贵,卢娜. 老年抑郁症和阿尔茨海默病关系的再认识. 实用老年医学,2013,27:536-538.

5. 袁勇贵,叶勤,陈勇,等. 老年期抑郁症和轻度阿尔茨海默病的血浆同型半胱氨酸水平及 MTHFR 基因多态性. 中华老年医学杂志,2007,26:767-769.

6. 袁勇贵,叶勤,陈勇,等. 老年期抑郁症和轻度阿尔茨海默病的血脂和载脂蛋白 E 基因多态性研究. 中国全科医学,2006,9:106-108.

7. 袁勇贵,叶勤,李海林,等. 伴认知功能障碍的老年期抑郁症的临床特征. 中国临床康复,2005,9:26-28.

8. 袁勇贵,叶勤,李海林,等. 老年期抑郁症和轻度阿尔茨海默病的临床特征对照研究. 中国全科医学,2006,9:448-450.

9. 袁勇贵,叶勤,李海林,等. 老年期抑郁症与阿尔茨海默病的相关性. 中国临床康复,2005,9:102-104.

10. 袁勇贵,叶勤,李乐加,等. 老年期抑郁症和轻度 Alzheimer 病的认知功能研究. 中国老年学杂志,2005,25:1294-1296.

11. Alexopoulos GS, Young RC, Meyers BS. Geriatric depression: age of onset and dementia. Biol Psychiatry, 1993, 34: 141-145.

12. Alexopoulos GS. Role of executive function in late-life depression. J Clin Psychiatry, 2003, 64 (suppl 14): 18-23.

13. Alexopoulos GS, Meyers BS, Young RC, et al. 'Vascular depression' hypothesis. Arch Gen Psychiatry, 1997,54: 915-922.

14. Alexopoulos GS, Kiosses DN, Choi SJ, et al. Frontal white matter microstructure and treatment response of late-life depression: a preliminary study. Am J Psychiatry, 2002, 159: 1929-1932.

15. Altar CA, Whitehead RE, Chen R, et al. Effects of electroconvulsive seizures and antidepressant drugs on brain-derived neurotrophic factor protein in rat brain. Biol Psychiatry. 2003,54:703-709.

16. Adler G, Chwalek K, Jajcevic A. Six-month course of mild cognitive impairment and affective symptoms in late-life depression. Eur Psychiatry, 2004, 19: 502-505.

17. Ashburner J, Friston KJ. Unified segmentation. Neuroimage, 2005, 26:839-851.

18. Almeida OP, Hulse GK, Lawrence D, et al. Smoking as a risk factor for Alzheimer's disease: contrasting evidence from a systematic review of case-control and cohort studies. Addiction, 2002, 97:15-28.

19. Anda RF, Croft JB, Felitti VJ, et al. Adverse childhood experiences and smoking during adolescence and adulthood. JAMA, 1999, 282: 1652-1658.

20. Basser PJ, Pierpaoli C. Microstructural and physiological features of tissues elucidated by quantitative-diffusion-tensor MRI. J Magn Reson B, 1996, 111: 209-219.

21. Bhalla RK, Butters MA, Mulsant BH, et al. Persistence of neuropsychologic deficits in the remitted state of late-life depression. Am J Geriatr Psychiatry, 2006, 14: 419-427.

22. Bian JT, Zhang JW, Zhang ZX, et al. Association analysis of brain-derived neurotrophic factor (BDNF) gene 196 A/G polymorphism with Alzheimer's disease (AD) in mainland Chinese. Neurosci Lett. 2005, 387:11-16.

23. Brain EL. Changes in the immune system in depression and dementia: causal or co-incidental effects? Int J Dev Neurosci, 2001, 19: 305-312.

24. Bai F, Shu N, Yuan Y, etal. Topologically convergent and divergent structural connectivity patterns between patients with remitted geriatric depression and amnestic mild cognitive impairment. J Neurosci, 2012, 32:4307-4318.

25. Bodner SM, Berrettini W, van Deerlin V, et al. Genetic variation in the brain derived neurotrophic factor gene in Alzheimer's disease. Am J Med Genet B Neuropsychiatr Genet.

2005,134B:1－5.

26. Butters MA, Young JB, Lopez O, et al. Pathways linking late-life depression to persistent cognitive impairment and dementia. Dialogues Clin Neurosci, 2008,10:345－357.

27. Butters MA, Whyte EM, Nebes RD, et al. The nature and determinants of neuropsychological functioning in late-life depression. Arch Gen Psychiatry, 2004, 61: 587－595.

28. Brassen S, Braus DF, Weber-Fahr W, et al. Late-onset depression with mild cognitive deficits: electrophysiological evidences for a preclinical dementia syndrome. Dement Geriatr Cogn Disord, 2004,18: 271－277.

29. Ballmaier M, Toga AW, Blanton RE, et al. Anterior cingulate, gyrus rectus, and orbitofrontal abnormalities in elderly depressed patients: An MRI-based parcellation of the prefrontal cortex. Am J Psychiatry, 2004, 161: 99－108.

30. Bell-McGinty S, Butters MA, Meltzer CC, et al. Brain morphometric abnormalities in geriatric depression: Long-term neurobiological effects of illness duration. Am J Psychiatry, 2002, 159:1424－1427.

31. Cotter VT. The Burden of Dementia. Am J Manag Care, 2007, 13 (suppl 8):193－197.

32. Charney DS. Monoamine dysfunction and the pathophysiology and treatment of depression. J Clin Psychiatry, 1998, 59 (Suppl 14): 11－14.

33. de Groot JC, de Leeuw FE, Oudkerk M, et al. Cerebral white matter lesions and cognitive function: the Rotterdam Scan Study. Ann Neurol, 2000,47:145－151.

34. de Jong FJ, Masaki K, Chen H, et al. Thyroid function, the risk of dementia and neuropathologic changes: the Honolulu-Asia aging study. Neurobiol Aging, 2009,30:600－606.

35. Desai P, Nebes R, DeKosky ST, et al. Investigation of the effect of brain-derived neurotrophic factor (BDNF) polymorphisms on the risk of late-onset Alzheimer's disease (AD) and quantitative measures of AD progression. Neurosci Lett. 2005,379:229－234.

36. Devanand DP, Pelton GH, Marston K, et al. Sertraline treatment of elderly patients with depression and cognitive impairment. Int J Geriatr Psychiatry, 2003, 18: 123－130.

37. Dick FS, Bao AM, Paul JL. The stress system in the human brain in depression and neurodegeneration. Ageing Res Rev, 2005, 4: 141－194.

38. Eaton WW, Armenian H, Gallo J, et al. Depression and risk for onset of type Ⅱ diabetes. A prospective population-based study. Diabetes Care, 1996, 19: 1097－1102.

39. Elderkin-Thompson V, Mintz J, Haroon E, et al. Executive dysfunction and memory in older patients with major and minor depression. Arch Clin Neuropsychol, 2006, 21: 669－676.

40. Gavard JA, Lustman PJ, Clouse RE. Prevalence of depression in adults with diabetes. An epidemiological evaluation. Diabetes Care, 1993, 16: 1167－1178.

41. Green KN, Billings LM, Roozendaal B, et al. Glucocorticoids increase amyloid-beta

and tau pathology in a mouse model of Alzheimer's disease. J Neurosci, 2006,26:9047 - 9056.

42. Gallassi R, Di Sarro R, Morreale A, et al. Memory impairment in patients with late-onset major depression: the effect of antidepressant therapy. J Affect Disord, 2006, 91: 243 - 250.

43. Greicius MD, Flores BH, MenonV, et al. Resting-state functional connectivity in major depression: abnormally increased contributions from subgenual cingulate cortex and thalamus. Biol Psychiatry, 2007, 62: 429 - 437.

44. Fumagalli F, Racagni G, Riva MA. The expanding role of BDNF: a therapeutic target for Alzheimer's disease? Pharmacogenomics J. 2006,6:8 - 15.

45. Fraser SA, Kroenke K, Callahan CM, et al. Low yield of thyroid-stimulating hormone testing in elderly patients with depression. Gen Hosp Psychiatry, 2004,26:302 - 309.

46. Karege F, Perret G, Bondolfi G, et al. Decreased serum brain-derived neurotrophic factor levels in major depressed patients. Psychiatry Res. 2002,109:143 - 148.

47. Luijendijk HJ, van den Berg JF, Dekker MJ, et al. Incidence and recurrence of late-life depression. Arch Gen Psychiatry, 2008, 65: 1394 - 1401.

48. Emery VO. Alzheimer disease: are we intervening too late? J Neural Transm, 2011, 118:1361 - 1378.

49. Gonul AS, Akdeniz F, Taneli F, et al. Effect of treatment on serum brain-derived neurotrophic factor levels in depressed patients. Eur Arch Psychiatry Clin Neurosci. 2005,255: 381 - 386.

50. French SJ, Humby T, Horner CH, et al. Hippocampal neurotrophin and trk receptor mRNA levels are altered by local administration of nicotine, carbachol and pilocarpine. Brain Res Mol Brain Res. 1999,67:124 - 136.

51. Fisman M, Rabheru K, Hegele RA, et al. Apolipoprotein E polymorphism and response to electroconvulsive therapy. J ECT, 2001, 17: 11 - 14.

52. Hong CJ, Huo SJ, Yen FC, et al. Association study of a brain-derived neurotrophic-factor genetic polymorphism and mood disorders, age of onset and suicidal behavior. Neuropsychobiology. 2003,48:186 - 189.

53. Hwang JP, Tsai SJ, Hong CJ, et al. The Val66Met polymorphism of the brain-derived neurotrophic-factor gene is associated with geriatric depression. Neurobiol Aging, 2006, 27: 1834 - 1837.

54. Hippisley-Cox J, Fielding K, Pringle M. Depression as a risk factor for ischaemic heart disease in men: population based case-control study. BMJ, 1998 Jun 6;316:1714 - 1719.

55. Herrmann LL, Le Masurier M, Ebmeier KP. White matter hyperintensities in late life depression: a systematic review. J Neurol Neurosurg Psychiatry,2008,79:619 - 624.

56. Holmes C, Russ C, Kirov G, et al. Apolipoprotein E: depressive illness, depressive symptoms, and Alzheimer's disease. Biol Psychiatry, 1998, 43: 159 - 164.

57. Kang JE, Cirrito JR, Dong H, et al. Acute stress increases interstitial fluid amyloid-beta via corticotropin-releasing factor and neuronal activity. Proc Natl Acad Sci U S A, 2007,

104：10673－10678.

58. Kalaria RN. Small vessel disease and Alzheimer's dementia：pathological considerations. Cerebrovasc Dis, 2002, 13 (Suppl 2)：48－52.

59. Lavretsky H, Lesser IM, Wohl M, et al. Apolipoprotein-E and white-matter hyperintensities in late-life depression. Am J Geriatr Psychiatry, 2000, 8：257－261.

60. Luijendijk HJ, van den Berg JF, Dekker MJ, et al. Incidence and recurrence of late-life depression. Arch Gen Psychiatry, 2008, 65：1394－1401.

61. Linka E, Bartkó G, Agárdi T, et al. Dementia and depression in elderly medical inpatients. Int Psychogeriatr, 2000, 12：67－75.

62. Lee BH, Lyketsos GC. Depression in Alzheimer's disease：heterogeneity and related issues. Biol Psychiatry, 2003, 54：353－362.

63. Lee J, Fukumoto H, Orne J, et al. Decreased levels of BDNF protein in Alzheimer temporal cortex are independent of BDNF polymorphisms. Exp Neurol,2005,194：91－96.

64. Lloyd AJ, Ferrier IN, Barber R, et al. Hippocampal volume change in depression：Late- and early-onset illness compared. Br J Psychiatry, 2004, 184：488－495.

65. Lachner G, Satzger W, Engel RR. Verbal memory tests in the differential diagnosis of depression and dementia：Discriminative power of seven test variations. Arch Clin Neuropsychol, 1994, 9：1－13.

66. Leibson CL, Rocca WA, Hanson VA, et al. The risk of dementia among persons with diabetes mellitus：a population-based cohort study. Ann N Y Acad Sci, 1997, 826：422－427.

67. Maes M, Smith R, Christophe A, et al. Lower serum high-density lipoprotein cholesterol (HDL－C) in major depression and in depressed men with serious suicidal attempts：relationship with immune-inflammatory markers. Acta Psychiatr Scand, 1997, 95：212－221.

68. Monfort JC. The difficult elderly patients：cureable hostile depression or personality disorder? Int psychogeriatrics, 1995, 7 (suppl)：95－111.

69. Murray CJ, Lopez AD. Alternative projections of mortality and disability by cause 1990—2020：Global Burden of Disease Study. The Lancet, 1997, 349：1498－1504.

70. Mizuno M, Yamada K, He J, et al. Involvement of BDNF receptor TrkB in spatial memory formation. Learn Mem. 2003,10：108－115.

71. McEwen BS. Stress and the aging hippocampus. Front Neuroendocrinol, 1999,20：49－70.

72. Navarro V, Gastó C, Lomeña F, et al. Normalization of frontal cerebral perfusion in remitted elderly major depression：a 12-month follow-up SPECT study. Neuroimage, 2002, 16：781－787.

73. Nobuhara K, Okugawa G, Minami T, et al. Effects of electroconvulsive therapy on frontal white matter in late-life depression：a diffusion tensor imaging study. Neuropsychobiology, 2004, 50：48－53.

74. Nacmias B, Piccini C, Bagnoli S, et al. Brain-derived neurotrophic factor, apolipoprotein E genetic variants and cognitive performance in Alzheimer's disease. Neurosci Lett. 2004,367：

379 - 383.

75. Nishimura AL, Oliveira JR, Mitne-Neto M, et al. Lack of association between the brain-derived neurotrophin factor (C - 270T) polymorphism and late-onset Alzheimer's disease (LOAD) in Brazilian patients. J Mol Neurosci. 2004,22:257 - 260.

76. Olin D, MacMurray J, Comings DE. Risk of late-onset Alzheimer's disease associated with BDNF C270T polymorphism. Neurosci Lett. 2005,381:275 - 278.

77. O'Brien J, Ames D, Chiu E, et al. Severe deep white matter lesions and outcome in elderly patients with major depressive disorder: follow up study. BMJ, 1998, 317: 982 - 984.

78. Panza F, D'Introno A, Colacicco AM, et al. Current epidemiology of mild cognitive impairment and other predementia syndromes. Am J Geriatr Psychiatry, 2005,13: 633 - 644.

79. Portella MJ, Marcos T, Rami L, et al. Residual cognitive impairment in late-life depression after a 12-month period follow-up. Int J Geriatr Psychiatry, 2003, 18: 571 - 576.

80. Pezet S, Malcangio M. Brain-derived neurotrophic factor as a drug target for CNS disorders. Expert Opin Ther Targets. 2004,8:391 - 399.

81. Peng S, Wuu J, Mufson EJ, et al. Precursor form of brain-derived neurotrophic factor and mature brain-derived neurotrophic factor are decreased in the pre-clinical stages of Alzheimer's disease. J Neurochem. 2005,93:1412 - 1421.

82. Reutens S, Sachdev P. Homocysteine in neuropsychiatric disorders of the elderly. Int J Geriatr Psychiatry, 2002, 17: 859 - 864.

83. Rapp MA, Schnaider-Beeri M, Grossman HT, et al. Increased hippocampal plaques and tangles in patients with Alzheimer disease with a lifetime history of major depression. Arch Gen Psychiatry, 2006,63:161 - 167.

84. Ritchie K, Gilham C, Ledésert B, et al. Depressive illness, depressive symptomatology and regional cerebral blood flow in elderly people with sub-clinical cognitive impairment [J]. Age Ageing, 1999, 28: 385 - 391.

85. Rabe-Jabłońska J, Szymańska A. Diurnal profile of melatonin secretion in the acute phase of major depression and in remission. Med Sci Monit, 2001, 7: 946 - 952.

86. Robert BC, O'brien J. Vascular basis of late-onset depressive disorder. Br J Psychiatry, 2002, 180: 157 - 160.

87. Sun X, Steffens DC, Au R, et al. Amyloid-associated depression: a prodromal depression of Alzheimer disease? Arch Gen Psychiatry, 2008, 65:542 - 550.

88. Steffens DC, Byrum CE, McQuoid DR, et al. Hippocampal volume in geriatric depression. Biol Psychiatry, 2000,48:301 - 309.

89. Sheline YI, Sanghavi M, Mintun MA, et al. Depression duration but not age predicts hippocampal volume loss in medically healthy women with recurrent major depression. J Neurosci, 1999,19:5034 - 5043.

90. Sheline YI, Barch DM, Garcia K, et al. Cognitive function in late life depression: relationships to depression severity, cerebrovascular risk factors and processing speed. Biol Psychiatry, 2006, 60: 58 - 65.

91. Saarela MS, Lehtimaki T, Rinne JO, et al. No association between the brain-derived neurotrophic factor 196 G>A or 270 C>T polymorphisms and Alzheimer's or Parkinson's disease. Folia Neuropathol, 2006,44:12 - 16.

92. Shimizu E, Hashimoto K, Okamura N, et al. Alterations of serum levels of brain-derived neurotrophic factor (BDNF) in depressed patients with or without antidepressants. Biol Psychiatry, 2003,54:70 - 75.

93. Stern Y. Cognitive reserve and Alzheimer disease. Alzheimer Dis Assoc Disord,2006, 20:112 - 117.

94. Stern Y. What is cognitive reserve? Theory and research application of the reserve concept. J Int Neuropsychol Soc,2002,8:448 - 460.

95. Schumacher J, Jamra RA, Becker T, et al. Evidence for a relationship between genetic variants at the brain-derived neurotrophic factor (BDNF) locus and major depression. Biol Psychiatry, 2005,58:307 - 314.

96. Sheline YI. Hippocampal atrophy in major depression: a result of depression-induced neurotoxicity? Mol Psychiatry, 1996, 1: 298 - 299.

97. Stewart R. Cardiovascular factors in Alzheimer's disease. J Neurol Neurosurg Psychiatry, 1998, 65: 143 - 147.

98. Sparks DL, Martin TA, Gross DR, et al. Link between heart disease, cholesterol, and Alzheimer's disease: a review. Microsc Res Tech, 2000, 50: 287 - 290.

99. Stewart R, Russ C, Richards M, et al. Depression, APOE genotype and subjective memory impairment: a cross-sectional study in an African-Caribbean population. Psychol Med, 2001, 31: 431 - 440.

100. Steffens DC, Plassman BL, Helms MJ, et al. A twin study of late-onset depression and apolipoprotein E epsilon 4 as risk factors for Alzheimer's disease. Biol Psychiatry, 1997, 41: 851 - 856.

101. Tsai SJ. Brain-derived neurotrophic factor: a bridge between major depression and Alzheimer's disease? Med Hypotheses, 2003,61:110 - 113.

102. Tsai SJ. Is mania caused by overactivity of central brain-derived neurotrophic factor? Med Hypotheses,2004,62:19 - 22.

103. Tsai SJ, Cheng CY, Yu YW, et al. Association study of a brain-derived neurotrophic-factor genetic polymorphism and major depressive disorders, symptomatology, and antidepressant response. Am J Med Genet B Neuropsychiatr Genet,2003,123B:19 - 22.

104. Verkaik R, Nuyen J, Schellevis F, et al. The relationship between severity of Alzheimer's disease and prevalence of comorbid depressive symptoms and depression: a systematic review. Int J Geriatr Psychiatry, 2007, 22: 1063 - 1086.

105. van Osch LA, Hogervorst E, Combrinck M, et al. Low thyroid-stimulating hormone as an independent risk factor for Alzheimer disease. Neurology, 2004,62:1967 - 1971.

第四章　抑郁障碍与其他精神障碍共病

抑郁障碍除与焦虑障碍存在很高的共病率以外,还与其他许多精神障碍存在共病关系,如人格障碍、物质滥用、精神分裂症、ADHD 等,给抑郁障碍的临床诊治带来了困难。

第一节　抑郁障碍和人格障碍共病

人格障碍和抑郁障碍的共病现象很常见。Hirschfield 等提出抑郁障碍和人格障碍共病可能有三种相互作用方式:人格障碍先于抑郁症发生,并作为抑郁症的一个独立易感因素;抑郁症可能早于人格障碍,并促使人格障碍的产生和发展;在抑郁症和人格障碍间存有一交互面,目前被称为抑郁性人格障碍。

一、流行病学

文献报道,超过 50％的 MDD 患者终生共病轴 Ⅱ 人格障碍。Corruble 等发现 20％～50％的住院和 50％～85％的门诊抑郁障碍患者有相应的人格障碍。Sato 等发现 59％的抑郁症患者有人格障碍。Sanderson 研究发现 50％的重性抑郁障碍、52％的心境恶劣障碍至少合并有一种人格障碍,最常见的是回避型和依赖型人格障碍。早发性慢性抑郁障碍患者中人格障碍的发生率高达 35％～65％。国内许成岗的研究发现,MDD 与人格障碍的总共病率为 58.7％,只有一种人格障碍的 MDD 患者为 18.9％,有两种或两种以上人格障碍的为 39.8％。MDD 患者中,最常见的人格障碍是回避型(38.4％)、强迫型(31.2％)和被动攻击型(21.5％)。在有人格障碍共病的 MDD 中,两种或两种以上人格障碍之间的共病率比只有一种人格障碍相比较高两倍多,即在 MDD 与人格障碍的共病中,多种人格障碍之间的共病是临床常见的类型。

二、抑郁障碍与人格障碍共病的临床特征

伴有人格障碍的抑郁障碍患者首发年龄低,抑郁症状更加严重,社会功能低,治疗疗效差,抑郁症病程长,反复住院,更多的自杀意念和自杀行为,病史中有更多的童年躯体虐待或性虐待的历史,更容易并发恐惧症、摄食障碍和物质滥用。共病患者应激事件多,社会适应差,具有更多的愤怒和敌意,更高的人际关系敏感

性,更容易出现偏执观念。共患的人格障碍进一步加大了抑郁障碍患者的自杀风险,并且尝试第一次自杀的年龄更年轻,自杀的成功率更高。

三、共病对预后的影响

人格障碍与抑郁障碍共病,会影响抑郁障碍的结局:①加重抑郁障碍症状的严重程度,表现为症状数目多,严重性高(有较多的重精神病症状);②为难治抑郁障碍的常见原因;③不良的结局,表现为患者的社会功能、职业功能、家务功能、治疗依从性等受到较大的损害;④再住院率高;⑤长期存在心理社会危机,如发生自杀和自杀未遂的风险高。

四、治疗

已有研究证实,辩证行为疗法(DBT)能减少这类患者的住院时间和药物使用,并改善和调节其社会功能。

Lieb 等提出托吡酯、丙戊酸盐及拉莫三嗪等对这类患者情感失调症状有效,而非典型抗精神病药阿立哌唑和奥氮平、经典抗精神病药氟哌啶醇也显示出肯定的疗效。关于冲动行为控制障碍的症状,使用拉莫三嗪和托吡酯有效,补充 $\omega-3$ 脂肪酸也有一定的效果。心理治疗联合药物治疗具有更好的疗效,能帮助患者重整人格,可进一步提高疗效。

第二节　抑郁障碍和物质滥用共病

物质滥用(substance use disorders,SUD)和抑郁障碍均是全球主要的公共卫生问题,给个人、家庭以及社会带来了巨大的伤害。目前对物质滥用与抑郁障碍共病的认识仍存有异议,主要有两种观点:一种认为物质滥用与抑郁障碍相互独立;另一种认为抑郁障碍是由物质滥用直接导致的。

一、流行病学

美国 ECA 研究发现,物质滥用与心境障碍的共病率为 32%。其中,抑郁障碍是物质滥用合并情感障碍中最常见的情感障碍疾病,可分为重性抑郁症、心境恶劣等。酒依赖患者中,患有心境障碍与重性抑郁症的患者比例分别为 27.55% 和 20.48%。毒品依赖患者中,患有心境障碍与重性抑郁症的患者比例分别为 55.02% 和 39.99%。独立的重性抑郁障碍患者中,SUD 与酒精使用障碍的患者比例分别为 19.20% 和 16.40%;独立的心境恶劣患者中,SUD 与酒精使用障碍的患者比例分别为 18.07% 与 13.54%。美国 NCS 发现,与无心境障碍的患者相比,抑郁症患者患 SUD 的风险高 2 倍。前来求治的酒精使用障碍患者中,15%~

67%的患者患抑郁症共病。在阿片类依赖患者中，一生中患抑郁症共病的患者比例在 16%～75%之间。Norman 等通过对进行脱瘾治疗的患有一种 SUD($n=$ 6 355)的患者统计，符合 DSM-Ⅲ-R 标准的重性抑郁症诊断有 43.7%。其中，最常见的 SUD 诊断是酒精依赖，其下依次是可卡因依赖和大麻依赖。

国内赵敏等对海洛因依赖者的调查发现：心境障碍诊断的共病率为 15.7%，符合重性抑郁障碍诊断的共病率为 7.4%，符合心境恶劣诊断的共病率为 6.5%。杨梅等对 1 002 例海洛因依赖者的调查显示：心境障碍共病率为 19.1%，重性抑郁症共病率为13.5%，恶劣心境患者共病率为 4.4%，双相障碍患者的共病率为 1.0%，未特定分类的抑郁障碍患者的共病率为 2.1%。

二、共病的发病机制

1. 两种疾病相互促进

有观点认为，SUD 或抑郁症的病理性效应增加了二者共病的风险。抑郁症的患者，情绪低落时常喜欢"借酒消愁"或追求毒品使用，造成反复使用酒精或毒品来处理其负性情绪。由于使用物质带来的欣快感，抑郁症患者的负性情绪得到缓解，患者反复寻求物质使用带来的欣快感，最终导致物质的滥用和依赖。因为物质使用造成的经济、社会、家庭、职业问题最终又反过来加重了抑郁情绪。患者使用物质后的自责和负罪感也进一步加重了患者的抑郁情绪。

2. 共同的生物学因素

物质依赖与精神疾病可能具有共同的遗传因素，如某些基因与物质成瘾及其他精神障碍的易感性均有关，第一种疾病出现可增加第二种疾病的风险性。另外，二者具有类似的脑病理机制，如犒赏系统及应激反应系统与物质依赖相关，这些系统在精神疾病中也同样起着重要作用，物质依赖所致的脑结构及功能异常与某些精神障碍脑病理改变相似，这些共同的脑病理机制导致物质依赖与精神疾病的高共病率。其次，二者可能具有交叉的环境因素，如某些诱发因素、应激、创伤、早期暴露成瘾物质等因素，与物质依赖与精神疾病均有关。最后，物质滥用与其他精神疾病可能都是发育性障碍，二者均多起病于正处于大脑发育阶段的青少年期，早年暴露成瘾物质可能改变大脑的发育而增加精神疾病的易感性，而早年出现精神障碍也可能增加成年后物质依赖的危险性。

虽然物质依赖与精神疾病共病的机制目前尚无定论，但研究者一致认为二者病因上相互影响，存在某些共同的病理机制，一种疾病的出现增加了另一种疾病的风险，导致了共病率增高。

三、诊断

SUD 在急性戒断症状消失后往往会有相当一段时间残留部分症状，主要表现为失眠、烦躁不安、情绪低落、乏力、慢性渴求等，称之为稽延症状。临床医生需要鉴别稽延症状和 SUD 所致抑郁。

四、共病的治疗

1. 心理治疗

心理治疗对抑郁症十分重要，但需要跟药物治疗相配合。有明显心理社会因素及不良环境所致抑郁可选用支持性心理治疗。对明显依赖和回避行为可选用认知行为治疗(CBT)。CBT 的疗效是持续的，并且随着时间的推移效果更加明显。另外，家庭环境的改善能够从一定程度上缓解抑郁情绪。同时，改善社会对 SUD 患者的印象，让社会重新接纳他们，使他们能够重新融入社会等，可能有助于改善共病患者的抑郁情绪。

2. 药物治疗

抗抑郁治疗并不是一个独立的治疗，而是在脱瘾治疗过程中同时使用的合并用药。对抑郁障碍共患毒品或酒精使用障碍的某些病例进行抗抑郁治疗，不仅能达到抗抑郁效果，而且能减少毒品、酒精的使用。三环类抗抑郁药(TCAs)如阿米替林、地昔帕明、丙咪嗪等，均已证实对这类患者有效。选择性 5 - HT 再摄取抑制剂(SSRIs)如依他普仑、氟西汀、舍曲林等，对问题饮酒者能从一定程度上减少饮酒量，同时抑郁症状明显缓解。有研究证实，纳曲酮联合舍曲林对抑郁障碍共病 SUD 患者治疗有效，米氮平对这类患者也有一定的疗效。非典型抗精神病药阿立哌唑可改善患者的情绪症状、减少酒精和可卡因使用；喹硫平和利培酮可对患者的药物渴求和药物滥用均有肯定的改善。丁丙诺菲、胞磷胆碱、双硫仑、美金刚等药物也有研究者用之来治疗这类患者，但疗效尚不确切。目前尚无证据支持抗癫痫药卡马西平、拉莫三嗪、托吡酯、加巴喷丁对这类患者有效。

在药物治疗的同时辅以心理治疗，可以提高疗效，减少复发风险。

第三节　精神分裂症与抑郁障碍

精神分裂症与抑郁障碍在精神科属独立的疾病诊断单元，而从症状上观察，精神分裂症在整个病程中(包括早期、急性期和缓解期)伴发抑郁症状的现象相当普遍。伴发抑郁症状使病情具有预后差、功能差、易复发、发病时间延长、再住院率高等特点，也是患者自杀的重要危险因素。

一、临床类型

目前认为，精神分裂症与抑郁障碍的关系最为密切的有三种类型：

(1) 分裂情感性精神病：是指一组分裂症状和情感症状同时存在又同样突

出，常有反复发作的精神病。分裂症状为妄想、幻觉，及思维障碍等阳性精神病性症状，情感性症状为躁狂发作或抑郁发作症状。患者需同时符合分裂症和情感性精神障碍躁狂或抑郁发作的症状标准；并且需符合症状标准的分裂症状与情感症状在整个病程中同时存在至少2周以上，并且出现与消失的时间较接近。但如果在不同发作中分别表现以分裂性症状或情感性症状为主要临床相，仍按每次发作的主要临床相作出各自的诊断。由此可见分裂情感性精神病并不是真正意义上的共病，因为从病程来看，分裂症状并未要求达到1个月，因此尚不符合精神分裂症的诊断。

（2）精神分裂症后抑郁：是指最近1年内确诊为分裂症，分裂症病情好转而未痊愈时出现抑郁症状；并且抑郁症状至少要持续2周，患者虽然遗有精神病性症状，但已非主要临床相。

（3）精神分裂症发病前或发病过程中出现抑郁：大多数研究表明，在精神分裂症前驱期或早期和急性期抑郁发生率较高（50%～75%），是前驱期或早期及病情复发前出现频率最高的症状之一。此时抑郁被认为是精神分裂症的固有（内在）症状。

二、治疗

1. 药物治疗

关于精神分裂症和抑郁障碍共病的药物治疗，有几种观点：

①抗精神病药合并抗抑郁药治疗：有研究显示抗精神病药合并抗抑郁药治疗不但起效快，而且症状改善时间相对缩短。合并抗抑郁药治疗，对改善抑郁症状及阴性症状已得出令人乐观的结果。

②单用非典型抗精神病药治疗：有人认为抑郁症状为精神分裂症内部症状，不应将抑郁症状分离出来作专门的治疗。目前典型抗精神病药应用正逐步减少，非典型抗精神病药较典型抗精神病药较少导致锥体外系症状，较明显改善认知功能，还能有效治疗阴性症状及调节情绪。因此，不主张合用抗抑郁药。

③非典型抗精神病药合并心境稳定剂治疗：在足量、足疗程使用某一种新型抗精神病药物治疗后抑郁或自杀症状仍未缓解，应考虑合用抗抑郁剂或心境稳定剂。对于精神分裂症的抑郁，锂盐是作为一种有益的联合。

2. 心理行为治疗

对于一些精神药物治疗几乎不能改善的精神分裂症伴发抑郁症状的患者，认知行为疗法是一种有效的方法。

3. 电休克治疗

电休克治疗主要适用于严重抑郁、精神药物治疗无效等情况，具有双重治疗作用，临床应用广泛。

综上所述,抑郁是精神分裂症的常见症状,对分裂症的病程有不同程度的影响,而其病因不明,在临床上多采用联合疗法,不断出现新治疗方法的应用,但仍远不能满足患者的需求,因此精神分裂症伴发抑郁症状的探讨具有重要的临床意义,有待进一步研究,通过循证医学验证并优化精神分裂症和抑郁障碍共病的治疗方案。

第四节　抑郁障碍与注意缺陷多动障碍共病

注意缺陷多动障碍(attention-deficit/hyperactivity disorder,ADHD)是儿童青少年期常见的精神行为障碍。抑郁障碍发生在有 ADHD 的青少年中比在没有 ADHD 的青少年中的比例显著增高;同时共患 ADHD 和抑郁障碍的青少年与只有其中一种障碍的青少年相比,临床症状更重、长期病损及自杀风险更高。

一、流行病学

ADHD 发生在大致 3‰～5‰的小孩和未成年人中,在年龄 18～44 岁的人中的发病率是 3.4%～4.4%。抑郁障碍在有 ADHD 的青少年中的发病率是没有 ADHD 的青少年中的 5.5 倍高,发病率在 12%～50%(Angold 等,1999)。在有 ADHD 的青少年中抑郁障碍多发生在 ADHD 起始后的数年。ADHD 和抑郁障碍共病的青少年显示出社会心理水平损害比单纯 ADHD 或抑郁障碍青少年更加严重。存在共病 ADHD 的女性抑郁障碍患者比那些单纯抑郁障碍的女性患者抑郁起始的年龄更早、抑郁发作的持续时间更长、自杀率和住院率更高;在成功治疗她们的抑郁症状之后,ADHD 共病抑郁症患者比那些单纯抑郁障碍患者具有更高的抑郁复发率。有抑郁障碍和 ADHD 共病的成年患者所用的卫生保健费用比单纯抑郁障碍患者要高得多。显然,ADHD 和抑郁症发生共病是青少年和成年人中的一个显著的公共健康问题。

二、病因学

遗传因素可能解释 ADHD 的青少年中抑郁症风险的增加。Thapar 等的双生子和寄养子研究已发现 ADHD 是最常见的可遗传的精神障碍之一,遗传度在 75%～91%。小儿抑郁障碍的遗传率低于 ADHD 的,尤其是在青春期前,但遗传因素通过与环境因素的相互影响,在青少年中可能至少起到一个中度的、间接的作用(Rice 等,2002)。另外,ADHD 和 MDD 具有共同的家庭危险因素。小儿抑郁障碍的一般环境危险因素包括暴露于创伤性生活事件中、不利的家庭环境、不良的双亲和同伴关系及家庭冲突(Birmaher 等,1996;Zalsman 等,2006)。一项纵向研究报道了不良的人际关系而不是不利的家庭环境预示抑郁障碍在 ADHD

共病 MDD 的青少年中持续存在(Biederman 等,1998)。一项回顾性研究报道了有 ADHD 的和终生抑郁障碍史的未成年人相较于从无抑郁的 ADHD 患者具有更高水平的家庭冲突、负性生活事件及创伤暴露(Daviss 等,2006)。

另一个可能与 ADHD 青少年抑郁症风险相关的环境因素是 ADHD 治疗用药。兴奋性药物是被最广泛用于 ADHD 的药物,且有时候可能导致焦虑或不稳定的情绪(Wilens and Spencer,2000),增加了罹患抑郁障碍的风险。

三、临床表现

在有 ADHD 的青少年中,抑郁障碍的诊断因这两个疾病或与其他儿童期精神障碍间重叠的复杂症状而更加复杂。最能区别 ADHD 青少年有没有共病抑郁障碍的症状是社会退缩、兴趣减退、自杀观念及精神运动性迟滞,而易激惹、注意力障碍及绝大多数其他植物神经症状则不是(Diler 等,2007)。ADHD 青少年的父母可能把抑郁症状和其他共病的症状混淆(Daviss 等,2006;Diler 等,2007)。

另一个关键问题是需要仔细筛查有无躁狂或轻躁狂病史。在抑郁障碍的青少年中,以后发展为双相障碍的比例是 20%～40%。儿童期双相障碍的标准症状包括显著的情感高涨或易激惹、夸大或竞争思维、与年龄水平不符的性兴趣和睡眠需要的减少,其他非特异性的体征和症状可能包括精神病性症状、药物诱导的躁狂/轻躁狂、严重的攻击性情感爆发、情绪症状出现早及双相障碍家族史。临床医生应当在 ADHD 或抑郁障碍开始任何药物治疗时检查患者是否存在上述双相障碍的征兆。

四、治疗

兴奋剂治疗被普遍认为是 ADHD 的一线治疗,哌甲酯能有效治疗 ADHD 共病抑郁障碍的青少年。阿托西汀、TCAs 和安非他酮在该类青少年中也有良好的证据。然而,TCAs 因其心血管风险,需要监测血浆水平和心电图(ECG),如今已经很少使用。目前已有越来越多的证据支持选择性 SSRIs 能有效治疗 ADHD 和抑郁障碍共病的儿童。

如果单独使用兴奋剂,病人的抑郁和 ADHD 症状持续,那么兴奋剂应当换为一种 SSRIs。如果 ADHD 症状改善,而抑郁症状无改善,那么可以加上联合使用 SSRIs。相反,当抑郁障碍被确认为是更严重的问题,推荐使用安非他酮或作为三线治疗的三环类抗抑郁药物之前,至少使用过两种 SSRIs 治疗。如果在单纯使用一种 SSRI 时抑郁症状改善,但 ADHD 症状仍持续,那么应当加上兴奋剂联合治疗(Pliszka 等,2006;Hughes 等,2007)。

另外,药物治疗联合行为干预治疗 ADHD 共病抑郁障碍的青少年比单纯药物治疗疗效要好,建议尽早联用心理治疗。

参考文献

1. 许成岗. 重性抑郁障碍与焦虑障碍及人格障碍共病以及相关心理因素的研究. 山东大学硕士学位论文. 2007.

2. 周玉萍,高晓翠,刘红霞,等. 抑郁障碍与人格障碍共病研究. 山东精神医学,2005,18：17 - 20.

3. 李玉娥,周玉萍,王玉革. 抑郁障碍和人格障碍共病与父母养育方式的关系. 中国行为医学科学,2005,14：629 - 631.

4. 张陈茜,向小军,郝伟. 物质使用障碍与抑郁症共病. 中国药物滥用防治杂志,2013,19：216 - 220.

5. 赵敏. 物质依赖与精神疾病的共病问题. 中国药物滥用防治杂志,2013,19：187 - 189.

6. 韦少俊,黄信荣. 精神分裂症伴发抑郁的研究. 柳州医学,2010,23：92 - 96.

7. Bond DJ, Hadjipavlou G, Lam RW, et al. The Canadian Network for Mood and Anxiety Treatments (CANMAT) task force recommendations for the management of patients with mood disorders and comorbid attention-deficit/hyperactivity disorder. Ann Clin Psychiatry. 2012, 24：23 - 37.

8. Beaulieu S, Saury S, Sareen J, et al. The Canadian Network for Mood and Anxiety Treatments (CANMAT) task force recommendations for the management of patients with mood disorders and comorbid substance use disorders. Ann Clin Psychiatry. 2012, 24：38 - 55.

9. Daviss WB. A review of co-morbid depression in pediatric ADHD: etiology, phenomenology, and treatment. J Child Adolesc Psychopharmacol. 2008,18：565 - 571.

10. Karaahmet El, Konuk N, Dalkilic A, et al. The comorbidity of adult attention-deficit/hyperactivity disorder in bipolar disorder patients. Compr Psychiatry. 2013 Jul; 54：549 - 555.

11. Rosenbluth M, Macqueen G, McIntyre RS, et al. The Canadian Network for Mood and Anxiety Treatments (CANMAT) task force recommendations for the management of patients with mood disorders and comorbid personality disorders. Ann Clin Psychiatry. 2012, 24：56 - 68.

第五章　躯体疾病和抑郁障碍共病

第一节　概　述

1/3～1/2 的慢性躯体疾病患者常与抑郁障碍共病。据统计，内科住院的患者中有 22%～33% 的患者可诊断出患有抑郁障碍，33%～50% 的患者可诊断出患有焦虑障碍。一些慢性疾病，如心脏病、癌症、慢性肺病、脑中风的患者，发生抑郁障碍和焦虑障碍的比例明显增高。另外，由于焦虑抑郁障碍是一种长期负性情绪障碍，可招致多种躯体疾病——高血压、冠心病、胃肠疾病，甚至癌症等。部分药物的使用也会增加发生焦虑抑郁障碍的风险。表 5-1、5-2 列出了能引起抑郁情绪的躯体疾病和药物。

躯体疾病和抑郁障碍共病已经成为一个越来越严重的临床和全球公共健康问题。一方面，躯体疾病可增加抑郁障碍的风险，且当躯体疾病存在时抗抑郁治疗反应较差；另一方面，抑郁障碍也增加患者躯体疾病的发病率、死亡率及慢性疾病负担。躯体疾病和抑郁障碍共病强调了一个双向的联系，即一种疾病对另一种疾病的发生、过程、预后以及治疗有消极的作用。

表 5-1　引起抑郁的一般躯体疾病

系　统	疾　病
心血管疾病	充血性心力衰竭、心肌梗死、心律失常、高脂血症
中枢神经系统疾病	颞叶动脉炎、大脑缺氧、脑血管意外、脑（脊）膜瘤、多发性硬化、享廷顿氏病、帕金森氏病、阿尔茨海默病（AD）、癫痫、颈动脉狭窄、脑外伤
自动免疫系统疾病	风湿性关节炎、多关节结节病、抗心肌磷脂抗体病、系统性红斑狼疮
内分泌疾病	淡漠型甲亢/甲低、早旁亢、甲状旁腺功能低下、糖尿病、柯兴氏病、阿狄森氏病、高催乳素综合征
感染性疾病	HIV/AIDS、肝炎、单核细胞增多症
肿瘤	胰腺癌、口咽癌、乳癌
其他	营养不良、代谢异常、VitB$_{12}$缺乏、尿毒症、贫血、恶病质、肺栓塞、肺功能不全、胰腺疾病、慢性疼痛综合征

表 5-2　能引起抑郁的药物

类　别	药物名称
心血管药物和抗高血压药	阿托品、洋地黄、普鲁卡因胺、奎纳定、利血平、α-甲基多巴、胍乙啶、可宁定、心得安、吲达帕胺(利尿剂)、哌唑嗪、普伐他汀、斯伐他汀、酒精、吩噻嗪、氟哌啶醇、卡马西平、丙戊酸、苯妥英、磺胺类药物、可卡冈、安非他明、碳酸锂
抗生素	磺胺类药物、乙胺丁醇氨基糖甙、喹诺酮、环丙沙星、亚胺培南-西司他丁、两性霉素 B
激素	皮质类固醇、雌激素、孕酮
止痛剂	可待因、消炎痛、氧可酮、非那西汀、保泰松、鸦片剂
中枢神经系统药物	左旋多巴、卡比多巴、金刚烷胺、安定(和其他苯二氮䓬类药物)、巴比妥盐、水合氯醛
抗肿瘤药物	环丝氨酸、糖皮质激素、α干扰素、左旋天门冬氨酸、亮丙瑞林、丙卡巴肼、三苯氧胺、长春碱、长春新碱
胃肠药物	西咪替丁
其他	戒酒硫、毒扁豆碱、环孢霉素、(硝基)咪唑硫嘌呤、重金属、一氧化碳、西咪替丁、溴化物

第二节　躯体疾病与抑郁障碍的双向关系

一、抑郁障碍是躯体疾病发生和进展的危险因素

一些流行病学研究指出早发性抑郁障碍可能是一些躯体疾病发生的重要危险因素之一,例如心脑血管疾病、偏头痛、多发性硬化、癫痫、癌症等。也有证据证明抑郁障碍对躯体疾病的预后产生不利的影响。大约 $52\%\sim78\%$ 的研究表明,即使在控制了躯体疾病严重程度的影响之后,抑郁障碍仍增加躯体疾病的死亡率。躯体疾病共病抑郁障碍使医药资源和成本的使用增加,躯体症状加重、功能障碍以及生活质量下降。抑郁障碍很可能是通过增加 HPA 轴活性、交感神经刺激、促炎细胞因子水平等生物学机制和不能坚持医疗计划、忽视自我护理、运动减少、饮食不良和物质滥用等行为而增加躯体疾病死亡率的。

二、躯体疾病是抑郁障碍发生和进展的危险因素

躯体疾病可能通过直接的生理机制(如脑损伤和甲状腺激素缺乏)和应激相

关性生理机制(如 HPA 和免疫系统的激活增加)促使抑郁障碍的发生,这与躯体健康状况或残疾相关。在一些包括心脑血管疾病、癌症等在内的躯体疾病中发现了 HPA 轴的过度激活和促炎细胞因子水平的增高。生物学因素、社会心理因素除了与疾病负担及残疾有关外,还可能导致与躯体疾病相关的抑郁障碍。这些相关的作用机制在不同的人中可能不同。躯体疾病的存在对抑郁障碍的治疗及预后会产生不利的影响,共病躯体疾病的抑郁障碍对抗抑郁药物的反应较差或起效缓慢,且复发率较高。

三、躯体疾病和抑郁障碍共病的共同病因学机制

HPA 轴和免疫系统激活增加了应激反应强度——这既可能是抑郁障碍和慢性躯体疾病共病的病因,也可能是结果。遗传易感性、童年期的不幸、生活应激事件、人格特征以及缺乏社会支持等都是已知的触发应激反应、增加抑郁障碍风险的因素。最近一些研究也表明早期的负性生活事件,如虐待、社会隔离、经济贫困及围产期的问题(如低出生体重和早产)均可增加抑郁障碍与躯体疾病共病的风险。早先经历过负性事件的个体可能出现持久的免疫系统和 HPA 轴的异常,是其易于发生抑郁障碍和躯体疾病的重要原因。一些确定的与躯体疾病有关的功能障碍也可能增加社会心理应激反应,反过来,这种应激反应也可能进一步加重抑郁障碍和躯体疾病。

四、抑郁障碍和躯体疾病共病与药物治疗的关系

抑郁障碍的药物治疗可能导致或者使共存的躯体疾病更加复杂。大量的流行病学研究证据显示,SSRIs 增加胃肠道和皮下出血的风险,这很可能与它们的抗血小板活性作用有关,也与骨质疏松相关。也有证据表明 TCAs 可能引起直立性低血压、心率变异性减少及 QT 间期延长。此外,情感稳定剂(如丙戊酸盐和卡马西平)的使用可导致骨盐丢失、卵巢问题、血液异常及肝脏问题,锂盐可影响甲状腺和肾脏的功能。

同样,与躯体疾病共病的抑郁障碍可能与躯体疾病的习惯性治疗用药有关,皮质类固醇、肿瘤化疗药(如长春新碱、长春碱及丙卡巴肼)和抗高血压药(如利血平、甲基多巴及 β 阻滞剂)均与抑郁障碍的发病机制有关。

五、共病关系的转换

理解躯体疾病与抑郁障碍之间的双向关系的本质对临床医师来说是至关重要的。导致躯体疾病共病抑郁障碍的原因具有个体差异性。在共病的双向模式中,抑郁障碍作为躯体疾病病因和/或结果的角色是可转换的,抑郁障碍除了可以充当躯体疾病的危险因素外,也可能是躯体疾病久治不愈的后果。

例如,曾经罹患抑郁障碍可增加脑卒中及脑卒中后抑郁障碍(PSD)的风险。在一个特定的患者,躯体疾病和抑郁障碍之间的双向关系并不对称,社会心理因

素可能是共病抑郁障碍的主要病因。因此,特定病人躯体疾病和抑郁障碍两种疾病之间关系和共病病因的评估对个体化治疗极其重要。

第三节　躯体疾病和抑郁障碍共病的评估和诊断

一、评估

准确诊断的关键是在专科门诊(如神经病学、肿瘤学、心脏病学)中使用抑郁障碍的筛查工具,以进行早期检测。一些他评及自评抑郁量表通常被用来筛查与躯体疾病相关的抑郁障碍(详见表5-3)。

表5-3　用于评估共病抑郁障碍的内科病人的筛查工具

筛查工具	操作方式	操作时间	评估
汉密尔顿抑郁量表(HAMD)	临床医师评定	20~30分钟	抑郁障碍的严重度
蒙哥马利和阿斯伯格抑郁障碍等级量表(MADRS)	临床医师评定	5~10分钟	抑郁障碍的严重度
90项症状量表修正版(SCL-90-R)	自评	15分钟	抑郁障碍的筛查/其他共病抑郁障碍
主要症状清单(BSI)(缩减的SCL-90-R)	自评	10分钟	抑郁障碍的筛查/其他共病抑郁障碍
疾病痛苦量表(IDS)	自评	5~10分钟	躯体和情感痛苦的严重性
心理痛苦清单(PDI)	自评	5分钟	痛苦的严重度
卡莱尔抑郁评定量表(CDRS)	自评	5分钟	抑郁障碍的严重度
老年人抑郁量表(GDS)	自评	5分钟	抑郁障碍的严重度
Zung抑郁量表(Zung)	自评	5分钟	抑郁障碍的严重度
初级保健用贝克抑郁问卷(BDI-PC)	自评	5分钟	抑郁障碍的严重度
临终病人贝克抑郁问卷(BDI-FS)	自评	<5分钟	抑郁障碍的严重度
内科疾病抑郁障碍量表(DMI-10)	自评	5分钟	抑郁障碍的严重度
一般健康问卷(GHQ)	自评	依据版本	抑郁障碍的严重度
病人健康问卷(PHQ-9)	自评	<5分钟	抑郁障碍的存在
医学结果研究抑郁障碍问卷法(MOS-DQ)	自评	<5分钟	抑郁障碍的存在
医院焦虑抑郁量表(HADS)	自评	<5分钟	抑郁障碍的严重度
流行病研究中心抑郁量表(CES-D)	自评	10分钟	抑郁障碍的严重度

虽然这些筛查量表不是诊断仪器，但它们在专科门诊抑郁障碍的常规筛查中具有临床实用性。应用初级保健贝克抑郁量表（BDI-PC）对筛查躯体疾病病人的抑郁障碍很有用。9项病人健康问卷对于初级保健医生在诊断抑郁障碍及评估抑郁障碍严重性上是特别有用的临床工具，因为该问卷包括了可作出抑郁障碍假定诊断的评定症状群及功能障碍。常规筛查有关情绪方面的简单的探究性问题也可以帮助发现严重内科疾病中的抑郁，单项提问如"你沮丧吗?"或者"你是否经常感觉悲伤或者沮丧?"，对于筛查临终和脑卒中病人的抑郁障碍非常有用。

二、临床诊断

由躯体疾病所致的抑郁障碍被称为继发性抑郁障碍。继发性抑郁障碍与原发性抑郁障碍病因是不同的，而两者在临床表现和病程上几乎没有差别，从而提出继发性抑郁障碍的病因学分类可作为独立的临床实体。两者的病因学机制均包括早期生活应激和遗传性/家族性倾向，而且原发性抑郁障碍病史可能增加继发性抑郁障碍的风险。因此，在共病模式的背景下评估抑郁障碍是适当处理该病的关键。因为原发性与继发性抑郁障碍的差别仍然很模糊，故在躯体疾病背景下的抑郁障碍通常是指共病的抑郁障碍或与躯体疾病相关的抑郁障碍。

处理与躯体疾病共病的抑郁障碍，最重要的一步是躯体疾病中抑郁障碍的正确诊断。临床上，一些与躯体疾病相关的症状，比如厌食症、体重减轻、睡眠障碍、性欲下降、疲劳及兴趣缺失，与抑郁障碍的植物神经症状相区分经常是很困难的。诸如内疚、无价值感及自杀观念等症状存在于MDD中，比它作为躯体疾病的并发症更多见，这些均有助于指导诊断。Cohen-Cole等提供了4种评估躯体疾病中抑郁障碍的方法。在"包含的方法"中，所有的抑郁障碍症状都被包括在内，不论它们是否与躯体疾病有关。在"排除的方法"中，无差异的躯体和植物神经症状被排除在外，只有特定的抑郁情绪和认知症状，如兴趣缺乏、负疚感、绝望、无价值感和自杀被列入抑郁障碍的诊断。在"病因学方法"中，只有当一种已被确定的症状不是由躯体疾病所致时方可被列入；而在"代替的方法"中，心理学症状——情感和认知症状代替了植物神经症状。

在这些方法中，包含的方法被认为在优化病人医疗护理的临床使用中最合适，而排除的方法适用于调查研究。虽然包含的方法可能会导致躯体疾病中抑郁障碍的诊断扩大化，但漏诊的风险较小。例如，在卒中病人中，与其他方法相比，标准的包含的方法在诊断PSD时显示特异性为95%～98%、敏感性为100%。包含的方法也比其他方法具有更多的临床实用性，因为它排除了由于抑郁障碍和躯体疾病所致的植物神经症状间的简单的二分法。有证据支持这些症状有共同的生物学基础，如在抑郁障碍和躯体疾病两者中的免疫标志物水平是独立的，与不存在抑郁障碍的躯体疾病病人相比，同时存在抑郁障碍和躯体疾病的病人免疫功能失调的比例较高。适应障碍伴抑郁心境和抑郁亚综合征在那些有抑郁易感风险的患者可能发展为 MDD。上述病人需要长期评估。

一些因素提示躯体疾病可能是抑郁障碍的病因或者促成因素,这些因素包括疾病间的暂时关系、包含认知损害和人格改变的非典型抑郁障碍临床症状及其他情绪并发症的出现,如情绪不稳定、灾难性反应、因治疗躯体疾病而改善抑郁障碍、因躯体疾病的恶化而使抑郁障碍恶化、对抗抑郁治疗的反应差。开始用药后新出现的抑郁障碍,或因药物治疗剂量的增加而出现抑郁障碍的恶化,这提示药物治疗可能是使躯体疾病患者共病抑郁障碍的促成因素。存在重度躯体残疾和与躯体疾病相关的社会心理应激可能是共病抑郁障碍的一个危险因素,符合生物—心理—社会模式和躯体疾病共病抑郁障碍的多因素起源,应当考虑被纳入躯体疾病中的抑郁障碍的诊断。

同样,抑郁障碍可能是促使躯体疾病发生的因素。研究提示抑郁障碍可能促使躯体疾病进展的因素包括:在抑郁障碍的背景下提示发生抑郁障碍后躯体疾病恶化的病历、躯体疾病随抑郁障碍的改善而改善、对躯体疾病用药疗效差的证据、顽固的食欲缺乏、由于推动力缺乏而缺乏锻炼计划、躯体懒动、抽烟和酗酒的增加及进食过多。此外,抗抑郁药物和情绪稳定剂副作用的出现可使躯体疾病的病程和治疗复杂化。

第四节　躯体疾病和抑郁障碍共病的治疗原则

躯体疾病和抑郁障碍共病的治疗应该是综合性治疗。依据目前的抑郁障碍指南,一旦抑郁障碍的诊断确立,治疗应当集中在躯体疾病及有关的诱发因素上,同时予以抗抑郁药物和心理治疗。

原则上,应当在已有证据的基础上选择抗抑郁药,以保证在共病的抑郁障碍中使用特定抗抑郁药的疗效及安全性。如果证据不充分或没有说服力,临床医师需要告知病人关于治疗疗效的不确定性,并选择原发性抑郁障碍治疗的通用指南推荐的治疗药物。

在治疗共病躯体疾病的抑郁障碍病人时应当考虑药物之间的相互作用以及药物与疾病的相互作用。特定的 SSRIs,如氟西汀和帕罗西汀,是细胞色素(CYP)450 同工酶,尤其是细胞色素 P450 - 2D6 抑制剂。同时服用这些 SSRIs 和由相同同工酶代谢的诸如氟卡尼、美西律和普罗帕酮的抗心律失常药,可能导致抗心律失常药物毒素水平的蓄积,同时使用抗凝血药(如阿司匹林、华法林)、非类固醇类的非甾体抗炎药物或 SSRIs 也有相关性的出血风险。帕罗西汀和舍曲林是 P 糖蛋白有效抑制剂,可以增加诸如地高辛、抗癌剂等 P 糖蛋白底物的水平。

应当尽量利用一些有双重作用的精神药物,如拉莫三嗪可以很好地控制共病抑郁障碍患者的癫痫,TCAs 因其具有预防偏头痛的效果而被用于偏头痛病人;同时还应当避免抗抑郁药物在特定的躯体疾病中的副作用,比如丙咪嗪因其致心律失常效应而不应被用于有心血管疾病的病人。

躯体疾病病人的抑郁障碍对抗抑郁药物的反应较差,与躯体疾病共病的 MDD 的抑郁复发更加常见。然而,因为关于治疗难治性共病抑郁障碍的循证医学依据缺乏,依据目前的难治性抑郁障碍治疗指南,这样的抑郁障碍应当治疗。该治疗包含躯体治疗,如电休克治疗(ECT)、经颅磁刺激(TMS)或迷走神经刺激。在治疗轻至中度的抑郁障碍时,应当考虑心理治疗、教育和个体化治疗。

第五节 各类躯体疾病和抑郁障碍共病

一、帕金森病与抑郁

帕金森病(Parkinson disease,PD)患者出现抑郁的时间分别在起病和病重阶段各有一高峰。抑郁与 PD 本身症状相互重叠,易被忽略而不能得到及时的治疗。

1. 流行病学

抑郁在 PD 患者中十分常见,多认为发生率在 20%～70%。一项随访 15～18 年 PD 患者的调查显示抑郁发生率为 50%,另一项荟萃分析显示抑郁的发生率为 31%。发生率的差异可能是由于抑郁诊断的标准、所应用的量表及观察的人群不同所致。

2. 临床表现

帕金森病伴发抑郁(PDD)的临床特点与抑郁症不同,多数研究认为,其主要表现为情绪低落、快感缺乏、兴趣减退及注意力下降等,但自罪感和自卑感相对缺乏,可有自杀观念,但少有自杀行为。然而研究发现,PD 患者在行丘脑底核的脑深部刺激术后自杀率升高,以致于自杀成为术后最常见的死亡原因。由于 PDD 的临床表现缺乏特异性,工作主动性下降及精神运动性抑制等症状易与肌强直、少动及运动缓慢等运动症状相混淆,故常被忽略。1/4 的抑郁先于帕金森病发作,这种抑郁很少自发缓解,但一般不会自杀,多数在给予治疗后抑郁缓解。

3. 发病机制

PDD 的机制尚不明确,多认为是反应性因素与内源性因素共同作用的结果。反应性因素是指对患 PD 这样的慢性致残性疾病而产生的继发性的社会心理反应。内源性因素指神经解剖结构的变性和神经元的丢失、神经递质及通路的改变及基因多态性的差异。PDD 的高发病率无法完全用反应性因素来解释。

(1)社会心理机制:PD 作为一种长期的慢性致残性疾病,本身的症状及其所导致的躯体功能障碍成为一种应激性生活事件，从而导致抑郁的发生。另外，PD患者所获得的社会支持力量在疾病转归中扮演着重要角色。PD 的抑郁与 PD 严重度、病程和社会支持水平显著相关。

（2）生物学机制：一些研究表明，在 PD 患者中，抑郁的出现时期并不固定，有的在疾病较严重的中后期发病，有的却在 PD 运动症状出现之前出现。PD 的病理特点是皮层下神经核变性，其中背盖腹侧区、下丘脑、中缝背侧核、蓝斑等核的变性也可见于抑郁症，重型抑郁症患者还可见尾状核体积缩小和额叶萎缩。另外有研究发现，PDD 的发生可能还与脑中神经递质（包括 DA、5－HT、NE）功能障碍有关。这些研究提示，抑郁可能与 PD 有相同的发病机制，PD 的运动症状及抑郁均可能是中枢神经系统受损的表现。

4. 治疗

对 PDD 患者进行治疗前，首先应明确抑郁症状是否只发生在关期（PD 患者存在"开关期"，开期 PD 症状减轻，关期 PD 症状加重）。关期的抑郁多数可能为左旋多巴治疗 PD 的并发症，调整抗 PD 药物治疗方案可以缓解抑郁症状。在排除了关期抑郁后可进行抗抑郁治疗。现有研究证实，SSRIs 和 SNRIs（5－HT 和NE 再摄取抑制剂）均显示其对 PDD 有一定疗效，但该类药物亦可能加重运动障碍，约 10％的 PDD 患者服药数天至数周后出现运动症状恶化。DA 受体激动剂，尤其是普拉克索，特别是在 PD 早期既可进一步改善 MS，也可缓解抑郁，并有人认为普拉克索对抑郁的改善主要归因于其对抑郁症状的直接作用，而非得益于运动功能的改善。

另外，ECT 对 PDD 有效，并一过性改善帕金森症状。心理治疗对轻到中度抑郁的 PDD 患者来说是特别适合的，它可促进患者认知重建，以减轻压力，提高社会功能，更好地改善抑郁。

5. 小结

总之，抑郁症状在 PD 病程的早期即已出现，并严重影响患者健康相关生活质量，加重整体病情。临床医生重视并进一步加强对 PDD 的早期诊治，及早对患者进行全方位的干预，且与其他治疗措施相联合，达到综合治疗，以期改善患者的生活质量。

二、癫痫和抑郁

抑郁障碍是与癫痫发作相关的最常见的精神障碍共病类型，两者在本质上是双向的联系，即一种异常状态的存在可能易出现为另一种异常状态。癫痫患者抑郁障碍的发病风险增高，反过来，抑郁障碍患者癫痫的发病风险也增高；并且抗抑郁药有致痫作用，抗癫痫药也存在致抑郁作用。上述现象已引起临床医生的高度重视。

1. 流行病学

癫痫患者抑郁障碍的终生患病率为 6%～50%,超过在普通人群中的患病率,其中 25%的癫痫患者曾有过自杀意念。Blum 等的研究显示,在 2 900 例癫痫患者中,29%曾有过至少一次抑郁发作,健康人群仅为8.6%。抑郁不仅存在于慢性癫痫患者中,新发癫痫患者抑郁的患病率约是对照组的 7 倍,当研究对象限制为局灶发作的患者时,这个比例更高达 17 倍。与癫痫存在暂时相关的抑郁障碍(发作前的、发作时的及发作后的抑郁障碍),在癫痫得到充分控制后逐渐缓解,但仍或多或少残留一些症状。发作间期的抑郁障碍是在癫痫患者中最常见的发作相关性抑郁障碍,影响 30%～70%的癫痫患者。有证据支持癫痫增加抑郁障碍发生和进展的风险,即使在药物治疗控制了抑郁障碍之后,抑郁障碍复发的可能性仍增加 3～6 倍。共病抑郁障碍还可使癫痫患者自杀率增加,而且其死亡率要比普通人群高 10 倍。

2. 癫痫伴发抑郁的临床特点

癫痫合并抑郁症的临床表现多种多样,如快感缺乏、暴躁易怒、担忧、异常欣快、缺乏动力、失眠及各种疼痛等,这些症状与癫痫发作具有相关性,也呈间歇性、周期性病程,每次发病持续数小时至 2～3 天或更长时间,常不符合抑郁症诊断标准,有人将癫痫发作间期情感障碍称为"癫痫的心境恶劣样障碍"。

3. 癫痫和抑郁共同的发病机制

(1) 心理社会因素的影响:负性心理社会因素,如紧张、社会耻辱感、就业受限等可增加抑郁障碍患病率,在癫痫伴发抑郁障碍的发病中起重要作用。另外,各种应激还可通过糖皮质激素直接或间接作用于海马,引起海马结构、功能、突触可塑性及神经内分泌改变,这些改变在癫痫的产生和发作中具有重要意义。

(2) 神经递质的改变:5-HT、NE、GABA 功能低下被公认为是抑郁症的核心机制,也是抗抑郁药物治疗的基础。这些神经递质功能低下也能易化癫痫灶的触发。这提示人们,相同的神经递质改变可能是这两种疾病共有的发病机制。

(3) 脑代谢功能改变:大脑是人类情感活动的调控中枢,某些部位脑功能失调对情绪调节起重要作用,如前额叶皮质和边缘系统等多部位脑血流异常及葡萄糖代谢下降可明显影响情感表达。复杂部分性发作、额叶癫痫等患者,反复的癫痫发作会产生前额叶功能紊乱,更容易罹患抑郁障碍。

4. 治疗

存在抑郁障碍的癫痫患者则预示着抗癫痫药物(AEDs)治疗和手术治疗疗效欠佳,因此,癫痫患者的抑郁障碍需要进行积极干预。SSRIs 与认知治疗相结合的治疗效果优于单一性治疗。癫痫患者的抑郁障碍并不禁忌电休克疗法。任何对适宜的药物治疗和心理疗法效果欠佳的抑郁障碍患者都可以考虑采用电休克治疗。迷走神经刺激术对癫痫和抑郁治疗均有效,经颅磁刺激疗法为一种无痛、非侵入性改变大脑兴奋性的治疗方法,对顽固性抑郁和癫痫发作也有较好的疗效。

三环类抗抑郁药物(TCAs)在过量时能导致癫痫发生,但小剂量有抗癫痫作用。SSRIs 中氟西汀、舍曲林、西肽普兰能显著减少癫痫的发作频率。抗癫痫药物(AEDs)如卡马西平(CBZ)、拉莫三嗪(Lamotrigine,LTG)、丙戊酸(Valproic acid)、唑尼沙胺(Zonisamide),在抗癫痫的同时,具有正向调节情绪的作用。然而并非所有的 AEDs 均有稳定情绪、改善抑郁的作用,某些 AEDs 反而会加重抑郁症状。巴比妥类[苯巴比妥、扑痫酮(Primidone)]以及氨己烯酸(Vigabatrin)、托吡酯(Topiramate)致抑郁的发生率相对较高,硫加宾(Tiagabine)、菲氨酯(Felbamate)致抑郁的发生率居中,为 4% 或更低。因此临床医生在为伴发抑郁的癫痫患者选择 AEDs 时可以考虑这些在抗癫痫发作同时能稳定情绪的 AEDs。

5. 小结

癫痫和抑郁共病是常见的神经精神病学现象,两者存在着双向联系。抗癫痫药物可诱发癫痫患者发生抑郁障碍,并影响抑郁障碍治疗的效果,部分抗抑郁药物可以诱发癫痫发作。癫痫患者的抑郁障碍对患者的影响是极其严重的,需引起重视并积极进行综合治疗。选择适当的药物和心理治疗是治疗的关键,SSRI 类药物是安全有效的一线药物。

三、多发性硬化症与抑郁

多发性硬化症(multiple sclerosis,MS)是一种慢性中枢神经系统免疫性疾病,主要表现为髓鞘的脱失,随疾病发展和好转临床上出现波动性症状,随着疾病发展其临床症状逐渐加重,多次复发后出现不可逆性功能障碍。大部分 MS 患者存在心理问题,其中抑郁是此类患者最常见的心理问题,流行病学调查显示 36%～54% 的 MS 患者存在抑郁症状,患病早期抑郁症状即可出现,男性与女性抑郁发生率相当,但年龄在 18～45 岁的年轻人抑郁发生率最高,这可能与此年龄段的患者担心自己预后有关。MS 患者的抑郁主要表现为躯体症状、焦虑、思维阻滞和睡眠障碍等,严重抑郁者可出现自杀行为。

1. 抑郁对 MS 患者的影响

(1)加重患者躯体功能障碍:抑郁状态可加重患者的躯体功能障碍,延长病程,影响患者工作能力及家庭和社会生活能力,降低患者的生活质量。病程的延长又可导致抑郁状态发生率增加,患者的神经功能恢复延迟,相互之间造成恶性循环。

(2)导致患者自杀率增加:MS 患者自杀率较相同年龄组的普通人群自杀率高 7.5 倍,其中,最高自杀率更多见于年轻男性患者确诊 MS 在 5 年内。

2. MS 伴发抑郁的发生机制

关于 MS 伴发抑郁的发生机制,可能与下列因素有关:①可能与患者被确诊为 MS,而对此病的预后及未来疾病的发展不确定性所引起的强大应激和抑郁有关。② MS 的神经炎性过程或许可加重或恶化抑郁症状。③由于神经变性导致的脑组织结构的改变可能与抑郁的发生有关。④抑郁还可以与治疗 MS 用的干扰素 β 有关。

3. MS 伴发抑郁的治疗

MS 是一种具有复发—缓解特点的慢性病,而抑郁状态也是一种慢性复发性障碍,这使得 MS 患者抗抑郁治疗有其特殊性。

(1) 非药物疗法:各种的心理干预疗法(心理疗法和认知行为疗法)对 MS 伴发抑郁有一定的疗效。

(2) 药物疗法:SSRIs 和 SNRIs 是目前最常用的两类药物。需注意药物的不良反应,必须个体化药物治疗。

四、冠心病与抑郁

冠心病的形成和发展与心理社会因素包括情绪、性格因素(如焦虑、抑郁、愤怒和敌意)和慢性生活压力(如社会经济地位低、社会支持差、工作压力、婚姻压力和养育压力)等关系密切。现已有研究证实抑郁症是冠心病的独立危险因素,可使冠心病患者预后恶化。

1. 流行病学

65.88％的心肌缺血和心肌梗死住院病人有焦虑和抑郁,这种抑郁一般还不到综合征水平,如无既往精神病史,则抑郁常呈一过性,并与心脏病严重度无相关性。一项研究发现,100 例男性心肌梗死病人中有近 1/3 在发病后产生短暂的抑郁反应。1 年后随访,这 100 人中有 19 名患抑郁症。Schleifer 等报道 283 例心肌梗死病人中有 45％符合轻度或重度抑郁症的标准,18％可确诊为重度抑郁,3～4 个月后仍有 33％的病人符合轻度或重度抑郁症的标准,15％可确诊为重度抑郁症。多数首诊为重度抑郁症的病人,冠心病发病 3 个月后仍处于抑郁状态。

2. 抑郁对冠心病的影响

抑郁是影响冠心病发生、进展和预后的负性因素之一。Bremmer 等对无心血管疾病的 55 岁以上的人群进行 7.2 年的随访后发现,重性抑郁者发生急性冠脉综合征(ACS)的相对危险度是 2.09,发生稳定性心绞痛的相对危险度是 3.0。Whooley 等研究发现,在校正年龄因素之后,冠心病伴抑郁患者心血管事件的年发生率为 10％,而不伴抑郁者心血管事件的年发生率为 6.7％。Frasure-Smith 等研究发现,抑郁对稳定型冠脉疾病两年内心血管事件有明显预测作用,抑郁的危险比为 2.09。Phillips-Bute 等研究冠状动脉旁路移植术后患者发现,与不伴抑郁者相比,伴抑郁者两年内更可能发生新的心血管事件。伴有抑郁症的心血管病人死亡率较不伴抑郁的病人高,尤其是心肌梗死后出现抑郁的病人预后较差。

3. 抑郁症和冠心病共病机制

（1）生物学机制

①下丘脑-垂体-肾上腺皮质（HPA）轴功能失调：抑郁症和 HPA 轴的高活性有关，该轴的高活性导致交感神经系统功能亢进，进而引起血儿茶酚胺（肾上腺素和去甲肾上腺素）水平和血清皮质醇水平的升高。这些神经激素异常导致交感神经系统和副交感神经系统活性的失衡，进而导致心率和血压的急剧上升，并增加动脉粥样硬化斑块破裂和急性冠状动脉血栓形成的风险。高水平的儿茶酚胺也增加了心肌的兴奋性，导致室性心律失常，甚至室颤和心脏停搏。

②心脏节律异常：抑郁症增加心肌梗死（myocardial infarction，MI）患者死亡风险的原因之一是它对心脏节律和心率变异性（heart rate variability，HRV）的不利影响。室性心律失常是大部分 MI 患者心脏性猝死的原因，合并抑郁症的患者室性心律失常发生率明显增加。HRV 的降低增加了室性心律失常的风险，这已在对抑郁症患者的研究中得到证实。MI 患者发生抑郁症后 HRV 会进一步降低，患者死亡风险增加更显著。

③血小板因素：血小板是冠心病病理生理的关键组成部分，血小板异常能够加剧冠心病的形成和进展。已有研究发现，抑郁症患者大脑和血小板的 5-HT 代谢均异常。这些血小板异常可能使抑郁症和冠心病共病患者的血小板容易脱颗粒，引起血栓形成，从而导致急性心肌梗死或不稳定型心绞痛。最近研究显示，抑郁症患者的血小板一氧化氮合酶（nitric oxide synthase，NOS）活性和血浆 NO 水平显著低于健康对照组。内皮 NO 产生减少、内皮一氧化氮合酶（endothelial NOS，eNOS）活性下降可能导致了抑郁症和冠心病患者血小板聚集的增加。NO 的减少直接和冠状动脉舒张减弱有关，从而导致更多的心绞痛和易发生心肌梗死的心肌缺血。另外，炎症标记物 C 反应蛋白（C-reactive protein，CRP）是严重冠心病事件的独立预测因子。抑郁症患者血 CRP 增加，增加的 CRP 可下调 eNOS 的产生。血小板和血管的 eNOS、5-HT 的异常会增加冠心病的风险和促进其进展。

④冠状动脉血管内皮功能失调：血管内皮功能受损（通常伴随年龄增加而引起的血管顺应性减弱）是冠心病的标志，现也发现存在于抑郁症患者。冠状动脉功能失调是由抑郁症本身引起，还是由抗抑郁药治疗引起，或是由两者共同引起，目前尚未确定，需进一步研究，以更加全面深入地弄清这些复杂关系。

⑤免疫系统激活：亚急性炎症免疫反应的增强和抑郁症有关，可能促进冠状动脉粥样硬化的形成。抑郁症患者存在炎症标记物（如 IL-6、CRP、TNF-a）水平升高以及外周血淋巴细胞百分比下降。在与不稳定冠状动脉粥样斑块（表现为急性冠脉综合征）有关的炎症反应中也发现存在相同的标记物，因此，抑郁症可能是引起冠心病的共同炎症过程的起因或是该过程的效应。如果抑郁症是导致冠心

病形成的炎症过程的起因，抗抑郁治疗应该能逆转或者减少致动脉粥样硬化的炎性成分。

⑥"血管性抑郁"假说：该假说认为广泛性血管疾病使患者更易患抑郁症，并加快抑郁症的形成和延长抑郁症的持续时间，因此，存在广泛性血管疾病（心脏的、外周的、脑部的）的抑郁症患者预后更差。

（2）行为机制：抑郁症患者的不良行为和冠心病关系密切。抑郁症患者不太可能采取健康的生活方式以减少他们心血管疾病形成的风险或减少冠心病发生后疾病进展的风险。抑郁症患者也表现为不太可能从事体育活动和不太遵守饮食限制。另外，抑郁症患者吸烟率较高，戒烟也更困难。

（3）治疗依从性：研究显示抑郁症和冠心病共病患者不遵从治疗计划的可能性增加了3倍。合并和未合并抑郁症的患者相比，坚持药物治疗方案或预约就诊的情况更差。合并抑郁症的心脏病患者也不太会听从建议，即使这些建议的目的是减少 MI 后不断发展的心脏危险因素。有研究表明，抑郁症患者较少接受改变生活方式的建议和药物治疗的依从性降低。

一项调查心理社会和行为因素对高血压药物治疗方案依从性影响的研究表明，依从性随着抑郁症状的严重程度而下降，并不受高血压的知识、健康理念、行为、社会支持或对所接受的卫生保健的满意度等的影响。患者积极性下降和悲观的态度能解释为什么抑郁症能降低患者对治疗的依从性。另外，抑郁症相关的记忆和注意力的认知缺陷能减弱患者长时间持续服药的依从性。综上所述，治疗抑郁症可能使患者情绪正常并去除影响治疗依从性的心理障碍。

（4）社会支持：社会支持的强度与健康者冠心病的形成、那些已患冠心病的人的不良预后都存在着很高的负性关联。社会支持的缺乏同患抑郁症的心脏病患者的更差预后有关。一些因素，如独居、被社会孤立、可得到支持的缺乏、低感知社会支持、密友的缺乏、低情感支持等，都可增加患者的发病率和死亡率。抑郁症患者并不能充分利用向他们提供的社会支持资源。

4. 治疗

治疗的目的是降低抑郁症和冠心病共病患者的发病率和死亡率，但是目前尚没有针对抑郁症的二级预防能成功降低心血管风险的研究。

（1）体育锻炼：体育锻炼不仅能够改善抑郁症，还能改善心血管健康状况，是抑郁症治疗的有效措施，且其长期益处优于抗抑郁药治疗。

（2）心理社会治疗：抑郁症的心理社会治疗有心理教育、认知行为治疗（cogniove behavior therapy，CBT）、家庭治疗、集体治疗和人际关系治疗等，其中CBT疗效最佳。心理社会治疗是否能降低抑郁症和冠心病共病患者的发病率和死亡率现在还有争议，其确切疗效仍需进一步研究。

（3）重复经颅磁刺激（repetitive transcranial mapietic stimulation，rTMS）：

在一些难治性中风后抑郁症和合并心脏病的抑郁症的病例,抗抑郁药因其副作用而不能使用。因此,对于这些病例,非药物治疗(如 rTMS)可能有效。高频左前额 rTMS 能够显著减少难治性中风后抑郁症患者的抑郁症状,rTMS 治疗的耐受性也较好。

rTMS 可调节神经回路和神经递质系统,这可能与 rTMS 的情绪调节作用有关,rTMS 还可调节多巴胺和 5-HT 的水平。慢性 rTMS 可调节脑皮层肾上腺素受体,减少脑额叶皮层 5-HT$_2$ 受体和增加额叶皮层 5-HT$_{1A}$ 受体,增加下丘脑和基底外侧杏仁核 N-甲基-D-天冬氨酸(NMDA)受体。有病例报告显示高频左前额 rTMS 是心肌梗死后抑郁症和恐惧症共病患者安全、有效的治疗措施,但目前暂时没有 rTMS 治疗对抑郁症和冠心病共病患者安全性和有效性的研究,需要进一步的研究以明确 rTMS 治疗的心血管安全性。

(4)电休克疗法:一般用于难治性抑郁症的治疗,它对抑郁症和冠心病共病者一般是安全和可耐受的。临床医生需要注意的是:虽然罕见,但电休克治疗后发生的死亡经常与心血管并发症相关。另外,电休克治疗能导致血压升高、心率增快、短暂性心率失常和降低健康人左心射血分数。

(5)抗抑郁药治疗

① TCAs:已有研究发现 TCAs 可增加抑郁症患者冠心病的发病风险。TCAs 可使患者心率增快、诱发体位性低血压、减慢室间心脏传导和同时具有抗心律失常和致心律失常的活性。先前存在束支阻滞的患者,TCAs 能够导致 2:1 房室传导阻滞。然而,TCAs 不影响左室功能。Roose 等发现帕罗西汀和去甲替林都是治疗缺血性心脏病共患抑郁症患者的有效药物。和帕罗西汀相比,去甲替林能显著降低心率,显著增加严重不良心脏事件的发生率。虽然 TCAs 能改善抑郁症,但治疗本身可能引起心血管死亡率升高,进一步恶化抑郁症和冠心病共病患者的预后。因此,TCAs 目前已较少使用于抑郁症和冠心病共病的患者。

② SSRIs:SSRIs 具有良好的耐受性,是治疗抑郁症的有效药物。对抑郁症和冠心病共病患者的研究发现,SSRIs 不减慢心脏传导或引起体位性低血压。SSRIs 可使心率下降,但不影响心率变异性,也未增加心肌梗死的发生率。

SSRIs 也可减少血小板中 5-HT 的聚积,使抑郁症和冠心病患者升高的血小板活化指数正常化。抗抑郁药舍曲林治疗心肌梗死随机试验(Sertraline antidepressant heart attack randomized trial, SADHART)表明,舍曲林对血小板功能有良好影响,无心肌负效应,是共患抑郁症的 MI 或不稳定型心绞痛患者的有效治疗方法。

帕罗西汀比去甲替林的心脏毒性低,帕罗西汀还能增加 NO 的产生。NO 的增加则可以减轻内皮功能异常和阻止血小板聚集,这两者都是阻止冠心病进展的保护性因素。氟西汀和氟伏沙明未发现对心功能有不利影响。有研究发现,796

名抑郁症患者每日服用氟西汀20 mg、持续 12 周，其坐位和立位收缩压均显著降低。

③ SNRIs：常见的 SNRIs 包括度洛西汀和文拉法辛等。有研究显示使用度洛西汀治疗的重度抑郁症患者早期有血压改变，然后血压又稳定下来，未发现血压持续升高，该研究显示度洛西汀与重大心血管风险无关。度洛西汀在 MI 后使用是安全的，不增加 MI 后心血管风险。度洛西汀和支拉法辛均与血压的小幅增加有关，两者不应使用于高血压患者。文拉法辛应避免使用于有心率失常风险的患者。文拉法辛可能阻滞心脏钠通道，它的致死中毒指数（Fatal Toxiaty Index，FTI）提示其有中度急性毒性风险，但治疗剂量的文拉法辛不引起心电图改变，过量时也只在极少的情况下引起心率失常（发生频率和 SSRIs 接近）。

④ NaSSAs：NaSSAs 类抗抑郁药米氮平对心率和血压无不良影响，其心脏安全性好。持续 24 周的心肌梗死和抑郁症干预试验（MIND‐IT）评估了米氮平的安全性，该研究表明，该药唯一潜在心血管相关不利影响是增加使用者的体重，其心血管安全性好，对 MI 患者是安全的，并可能降低对米氮平治疗有反应者的死亡率。但又有研究显示正常治疗剂量米氮平可导致体位性低血压。

5. 小结

虽然很多的证据支持抑郁症对冠心病患者有不利影响，但是两者间联系的具体机制还未明确，需进一步研究证实。选择抑郁症和冠心病共病者的治疗措施时，应考虑到它的安全性和有效性。另外，为了能够为临床提供更好的治疗建议，需对治疗措施的安全性和有效性进行进一步深入研究。

五、哮喘与抑郁

抑郁作为哮喘（asthma）重要的伴发症状，其发生率近年来也呈现上升趋势，并且伴发的抑郁症状影响哮喘患者的身心健康，降低了哮喘患者的生活质量，成为哮喘发病率和病死率上升的一个重要因素。

1. 流行病学

美国一项对 180 000 人进行心理障碍自我评估的调查发现，与正常人群相比，哮喘患者普遍存在心理问题，哮喘患者中抑郁症的发病率为 7.5%，而全部人群中抑郁症的发病率为 3.0%。世界卫生组织也报道，在已诊断为哮喘的患者中，焦虑症及抑郁症的发病率是普通人群发病率的 6 倍。在那些经历了近乎致命的哮喘发作的患者中，表现出更严重的焦虑、抑郁和认知障碍。

2. 抑郁对哮喘的影响

大多数哮喘症状与抑郁呈正相关，特别是呼吸困难、夜间憋醒等症状，与抑郁呈现较强的相关性。哮喘合并抑郁患者哮喘控制水平、生活质量、肺功能均显著差于非抑郁哮喘患者。可能是由于抑郁患者的治疗依从性下降，导致患者哮喘症状控制不佳,影响生活质量,最终导致肺功能明显恶化,增加急性发作频率,增加哮喘发作住院率,甚至增加哮喘患者的死亡率。

3. 哮喘和抑郁共存的机制

心理社会因素主要通过影响中枢神经系统、交感肾上腺髓质系统及副交感神经系统、下丘脑-垂体-肾上腺皮质轴(HPA轴)、条件性免疫调节引发哮喘。上述神经—免疫通路是哮喘与抑郁相关的基础。

4. 治疗

哮喘伴发抑郁的治疗,主要需关注选用的抗抑郁药不能加重哮喘症状,起始治疗要小,要注意观察不良反应;同时心理治疗对这类患者有益。

5. 小结

临床上常常存在哮喘合并抑郁诊断和治疗不足的问题,因此,如何发现并且积极治疗哮喘患者的情绪障碍,如何开展一种联合药物、心理、社会的综合疗法,从而作为治疗哮喘伴发抑郁患者的治疗手段,是目前有效管理、治疗哮喘和降低哮喘病死率急需解决的问题。

六、慢性阻塞性肺病与抑郁

慢性阻塞性肺病(COPD)是一种慢性疾病,目前还无法彻底根治,患者极易产生各种心理问题或心理障碍,特别是抑郁障碍的发生率极高,可达 50%～75%。抑郁障碍严重影响 COPD 患者的生活质量,是导致 COPD 患者死亡的重要原因之一。

COPD 并发抑郁障碍患者的病程长,肺通气功能和 PaO_2 明显下降,$PaCO_2$ 明显升高。由于疾病基础病变的不可逆性,加之疾病的长期困扰、呼吸肌功能不全、肺功能减退、体质下降和营养不良等因素的影响,常导致患者日常生活自理能力下降,社会活动受限,家庭依赖性增加,更容易产生抑郁情绪。可见,抑郁不仅是 COPD 的后果,也是 COPD 不易控制和恶化的重要原因。

在常规治疗(戒烟、氧疗、吸入型 β 受体激动剂等)基础上加用抗抑郁药物可明显改善抑郁症状,并进一步改善肺功能,疗效优于单纯的常规治疗。因此,重视 COPD 患者抑郁情绪的存在,尽早发现、诊断、及时治疗是缓解 COPD 患者抑郁症状、改善肺功能,最后提高生活质量以及获得良好预后的重要环节。

七、糖尿病与抑郁

糖尿病是一种常见的心身疾病,其发生发展和转归受社会心理因素的影响,目前尚无法根治,严重威胁着患者的心身健康,并可引发抑郁、焦虑、认知障碍等心理问题,已引起医学界的普遍关注。

1. 流行病学

Cavard 等用抑郁症诊断标准对糖尿病患者进行检查,其抑郁症的时点患病率在对照研究中为 8.5%～27.5%,平均为 14.0%;而在非对照研究中则为 11.0%～19.9%,平均为 15.4%,至少是普通人群的 3 倍。大量调查表明,15%～20%的糖尿病患者患有抑郁症。Eaton 等对 1 715 例患抑郁症但无糖尿病危险的人群随访 13 年,认为重度抑郁增加发生 2 型糖尿病的危险性,抑郁心理状态可影响体内糖代谢,使机体对糖代谢的调节能力降低。他还证实了 2 型糖尿病抑郁症的发生早于糖尿病的发生。有研究表明,抑郁可使空腹血中胰岛素水平降低、血糖升高。

2. 糖尿病引发抑郁症的可能原因

糖尿病引发抑郁症的可能原因主要有两方面,即神经内分泌异常和血糖紊乱。Lustman 等认为高血糖可导致应激样激发,表现为血浆皮质醇、胰高血糖素、生长素的增多等,并推测长期的高血糖可能引发皮质醇活性的改变,而这种改变反过来又作用于某些糖尿病患者,使之出现抑郁情绪或抑郁症。另外,糖尿病患者要遵守严格的饮食控制、锻炼和治疗要求,要消耗大量精力和财力,造成患者心理压力,使血糖控制更差,形成恶性循环。

3. 抑郁症引发糖尿病的可能原因

抑郁症引起糖尿病的机制不明,可能是抑郁时皮质醇分泌增加,降低了葡萄糖的利用,促进糖异生;皮质醇还可拮抗胰岛素抑制血糖的利用,使血糖升高。另外,情绪障碍可引起免疫功能异常,引发糖尿病。

4. 抑郁症与糖尿病的共病机制

(1) 神经内分泌

①皮质醇及下丘脑-垂体-肾上腺(HPA)轴:大量研究证实,近 40%～50%抑郁症患者地塞米松抑制试验(DST)脱抑制,而无抑郁症的糖尿病也出现类似的异常反应,并且这种反应与糖尿病类型无关。当血糖恢复正常后,DST 亦为正常反应。

②生长激素(GH):Muller 等指出,糖尿病、抑郁症等疾病存在 GH 的过度分泌现象,糖尿病控制不良者其基础 GH、刺激后的 GH 均过度分泌,糖尿病控制良好者仍存在白天和活动后的 GH 过度分泌。GH 分泌异常在糖尿病中尤为常见,与健康人群相比,其 24 小时 GH 水平普遍升高。单相和双相抑郁症患者 24 小时 GH 测定显示白天 GH 分泌过度;而抑郁症状消失后,GH 分泌量降至正常值。Coplan 等发现,抑郁症患者与睡眠相关的 GH 分泌可以预测抑郁发作和近期的自杀行为。Birmaher 等发现,GH 分泌下降是青少年发生抑郁症的重要危险因素。

③雌激素:绝经后女性雌激素的减少是易患糖尿病的一个危险因素,其可能的原因有两点:一是雌二醇可能直接改变关键酶的活性和膜通透性,或间接改变胰岛素、糖原、皮质醇、儿茶酚胺的水平及敏感性;二是雌激素减少导致高胰岛素

血症,从而易患 2 型糖尿病。Ballinger 发现,抑郁与雌激素水平显著相关,停经后的抑郁症妇女其尿和血浆中雌激素水平均明显下降,并认为雌激素水平降低导致抑郁症。Campbell 等和 Best 等也发现,雌激素治疗可改善抑郁情绪,具有抗抑郁的作用。

④胰岛素:Okamurat 等发现,抑郁症患者口服葡萄糖耐量试验(OGTT)时葡萄糖耐受性下降,胰岛素分泌增加,胰岛素敏感性下降,治疗后恢复正常。Chiba 等发现,抑郁症患者的胰岛素敏感性指数(SI)显著低于正常对照组;正常胰岛素耐受(NGT)的抑郁症患者比非抑郁症的 NGT 者具有显著高的胰岛素抵抗指数,抑郁症和 NGT 受试者比正常对照组和非抑郁的 NGT 受试者出现酪氨酸羟化酶等位基因 7(TH7)的频率显著增高。具有 TH7/7 纯合子基因型的患者比其他型的患者和正常对照组具有显著低的 SI,在 NGT 受试者中具有 TH7 基因型者比其他等位基因型患者具有较高的胰岛素抵抗指数,提示胰岛素抵抗与抑郁症有关。Okamurat 等也证实抑郁症患者 SI 下降,但和疾病严重程度无关,在病情好转后 SI 可有不同程度的提高。

(2)神经生化

① 5-HT:早在 1965 年 Coppen,Shaw 等人就发现,中枢缺乏 5-HT 能引起抑郁,但也有实验显示 2 型糖尿病患者下丘脑腹正中侧去甲肾上腺素(NE)和 5-HT 浓度升高导致对葡萄糖和神经递质起反应的胰岛素释放的调节障碍,即下丘脑单胺的分泌增高可能是胰岛功能紊乱的原因。另外亦有证据显示糖尿病和抑郁症的 5-HT 改变不一致,如 5-HT_{1A} 受体激动剂(丁螺环酮)激动突触后膜 5-HT_{1A} 受体可抗抑郁,而 5-HT_{1A} 受体激动剂则导致高血糖。

② NE:Schildkraut 认为单胺氧化酶抑制剂(MAOIs)和三环抗抑郁剂(TCAs)通过增加作用于大脑肾上腺素受体的 NE 而逆转利血平的效应,认为抑郁症是因为大脑 NE 过少所致。早期的一些研究发现,抑郁症患者尿中 NE 代谢产物 3-甲基-4 羟基-苯基乙二醇(MHPG)的分泌量减少。近年来的研究发现抑郁症患者的儿茶酚胺系统中 NE 分泌不成比例地增加。在自然死亡或/和自杀死亡的抑郁症患者中并未发现有持续的 NE 或相应酶系统的紊乱。Ferraro 研究发现 1 型糖尿病患者血浆 NE 浓度升高,且血浆 NE 和糖化血红蛋白(HbA1c)呈显著正相关。

(3)神经电生理:Kurita 等发现,糖尿病组与正常对照组相比 P_{300} 潜伏期明显延长,其中 7 例糖尿病病人存在病理性延长的 P_{300} 值,而且同时发视网膜病变和 HbA1c>10% 的糖尿病患者具有 P_{300} 潜伏期更长的趋势。虽然抑郁症患者 P_{300} 潜伏期改变的报道目前尚不一致,但仍可见:①相当一部分患者较正常对照组的 P_{300} 潜伏期延长 2 个标准差以上;②抑郁症组 P_{300} 潜伏期明显延长。由此可见糖尿病和抑郁症在电生理方面存在一定的相似性,但是这种相似性是否意味着两个病具有共同的生物学改变，尚需进一步研究。目前尚未见有关同患抑郁症和糖尿病的患者电生理方面的报道。

5. 治疗

普遍的观点认为药物治疗和心理治疗可能对情绪和血糖控制有重要的积极作用。

（1）药物治疗：Lustman 等指出，抑郁症的药物治疗可能改变糖尿病患者的抑郁心境以及其葡萄糖调节。三环类抗抑郁药可导致食欲增多、体重增加、血糖增高，对糖尿病造成不良后果。MAOIs 可增加糖尿病患者对胰岛素和口服降糖药的敏感性，导致严重的突发性低血糖，并引起体重增加，这限制了其在糖尿病患者中的广泛应用。而 SSRIs 可引起食欲减退、血糖下降（空腹血糖下降 30%），加之其治疗不良反应更少，能使糖尿病和抑郁症均达到最佳治疗效果，可作为首选用药。O'Kane 等用氟西汀进行 12 个月的随机双盲研究发现，2 型糖尿病肥胖患者用氟西汀 60 mg/d，用药 3 个月和 6 个月时，空腹血糖和 H_bA_{1c} 水平显著下降，平均能量摄入显著下降，碳水化合物摄入显著下降，与此同时患者的蛋白质和脂肪摄入无显著改变，但脂肪占总能量的比例相对增高。患者体重显著下降，3、6、9、12 个月时分别下降 3.8、6.5、7.1 和 5.8 kg。3 个月时三酰甘油也显著下降。该研究表明抗抑郁治疗有助于胰岛素依赖型糖尿病（IDDM）肥胖患者控制体重，降低碳水化合物摄入和改善血糖水平。

（2）非药物治疗糖尿病教育可缓解患者由于焦虑、抑郁及心理压力等所引起的生长激素、胰高血糖素和肾上腺皮质激素的大量分泌，改善了抑郁症状，从而有利于控制血糖，防止并发症的发生及提高生活质量。认知疗法合并支持性的糖尿病教育有利于治疗糖尿病的重性抑郁，并可改善血糖控制。

八、慢性疼痛与抑郁

慢性疼痛和抑郁具有高度的共患性。患有其中任何一种后，另外一种发生的可能性就会大大增加。虽然抑郁患者的疼痛发生率显著高于非抑郁患者，但其对于疼痛的敏感性并非总是表现为增强，也会出现痛阈升高、疼痛耐受性增加的现象。

1. 流行病学

抑郁症患者一生躯体疼痛的发生率为 15%～100%，平均为 65%。对住院抑郁症患者调查显示，92% 的患者有至少一处疼痛症状，76% 的患者有多处疼痛。Ohayon 等对 5 个欧洲国家约 20 000 人调查，在符合抑郁症诊断标准的亚人群中，慢性疼痛的发生率高达 43%。Ohayon 等在普通人群中的研究结果也证实抑郁的严重程度与有无疼痛密切相关，如有 2 个抑郁症状的亚人群中有慢性疼痛的比例高达 61.9%。临床研究显示抑郁的严重程度和疼痛的严重程度相关。Bair 等报道在重度抑郁发作的患者中,有疼痛症状的患者比没有疼痛症状的患者的抑郁程度更严重。

另一方面,慢性疼痛患者往往伴有抑郁症状,疼痛越严重,发作越频繁,持续时间越长,则伴发的抑郁越严重。Koen 等对欧美、亚洲、非洲以及南太平洋的 17 个国家的慢性疼痛患者进行情感异常评估,发现在慢性疼痛发生的前 12 个月内,情感异常的发生率 10%～42%,主要为抑郁和焦虑。Lisa 等报道慢性疼痛患者中抑郁的患病率明显高于普通人群,约 30%～54%,而且在慢性疼痛患者中其抑郁的患病率远远高于其他慢性疾病,如心脏病、肿瘤、糖尿病及神经系统疾病。

2. 慢性疼痛与抑郁之间的关系

(1) 疼痛—抑郁:即抑郁是慢性疼痛的直接后果或者是慢性疼痛的一个重要症状。Gormsen 等认为疼痛经常与焦虑和抑郁相关,这可能是由于神经传导系统被干扰的结果,例如脑和脊髓的单胺系统,并认为非神经病理性疼痛患者对于所有刺激都高度敏感。而神经病理性疼痛,它仅在疼痛区域呈高度敏感性,心理参数较低。

(2) 疼痛-中介因素-抑郁:慢性疼痛与抑郁之间的中介因素:①认知、行为和应对方式(如活动能力及精神状态下降、对事情看法灾难化);②家庭及社会因素(如对婚姻的不满意);③愤怒的控制(或其他的负性情感);④易患素质(如遗传的或发育心理的);⑤医源性因素(如某些药物、负性态度)。这一关系模式认为慢性疼痛本身并不是发生抑郁的充分条件,而由中介因素来介导,引起抑郁水平的增高。当把疼痛对感知和生活的影响加以控制后,疼痛和抑郁之间的联系实际不存在。

(3) 疼痛和抑郁具有的共同致病基础:目前较公认的是 5 - HT 和 NE 神经元的功能障碍影响疼痛信号的上传和下传途径,从而导致抑郁的心理和躯体症状以及疼痛症状。

(4) 疼痛-抑郁-更多的疼痛:一旦疼痛出现后,合并存在的抑郁会明显地影响其随后的发展、转归等。慢性疼痛和抑郁通过反复的恶性循环相互影响,疼痛增加不愉快感,促进记忆起不愉快的事情,反过来,这些不愉快的事情加重不愉快感,有助于诱发疼痛。

3. 治疗

对于同时具有抑郁和疼痛的患者,目前临床多以抗抑郁药治疗,既往应用 TCAs、SSRIs 治疗。目前有研究证实双通道抑制剂治疗与抑郁有关的疼痛症状也有效,这些药物还可以调节神经形成过程中的变化,从而可以更加有效地治疗慢性抑郁有关的躯体症状。文拉法辛和度洛西汀治疗伴有躯体症状的抑郁症疗效较为肯定,起效快速的优势使得文拉法辛的依从性更高,复发和复燃的可能更小;度洛西汀在药代动力学、疗效、不良反应、适应证和实验室监测方面的研究也证实其疗效较好。

4. 小结

临床上，抑郁和疼痛共病的情况比较普遍。抑郁和疼痛的存在严重影响患者的社会功能和生活质量，临床医师应该选择更有效的治疗方法，有效地缓解疼痛和抑郁症状，才能提高患者的生活质量，减少医疗费用，降低疾病负担。

九、类风湿关节炎和抑郁

类风湿关节炎（RA）是一类以慢性、对称性、多关节炎症为主要表现的常见系统性自身免疫性疾病，在人群中的发病率约为0.5%～1.0%，女性发病率高于男性。RA 与抑郁障碍关系密切，伴有抑郁的类风湿关节炎病人往往把自己的病看得很严重，过分担心，不能听取医生的劝告，由此给患者的心理、生理、社会活动和日常生活带来了极大的负面影响。

1. 流性病学

RA 患者抑郁症患病率从 5%～36% 不等，通常认为达 14%～17%，是正常人群的 2～3 倍。类风湿关节炎伴发抑郁症的危险因素包括：①女性、老年人、未婚和文化程度低、病程长的 RA 更易于患抑郁。②疼痛和残疾是一种潜在的社会心理压力，会增加患者患抑郁症的可能性，但是很多遭受严重疼痛和残疾的患者并没有罹患抑郁症，说明其他影响因素也很重要。③内向、神经质、有较大压力感、更多使用消极应对方式的 RA 患者容易罹患抑郁症。

2. 临床表现

抑郁症和 RA 症状之间的部分重叠，使得 RA 伴发抑郁症诊断复杂化，两者均可出现疼痛、疲乏、精力差、食欲减退、睡眠改变等，也在客观上影响了医患双方对抑郁的识别。但抑郁症的核心症状（情绪低落、疲乏、兴趣和愉快感丧失）能够区分两者。

3. 治疗

一旦 RA 患者被诊断为抑郁症，就应当在积极治疗 RA 的同时予抗抑郁治疗。三环类（TCAs）和 SSRIs 治疗抑郁症的有效率大致相同。小剂量的盐酸阿米替林和多塞平（如 25～5 mg）能够缓解疼痛和改善睡眠，但有较强的副作用，患者服药的耐受性和安全性较差，老年人不太适用。SSRIs 和 SNRIs 因副作用小、安全性高，是治疗 RA 抑郁症的首选药物。

十、癌症与抑郁

癌症是一种慢性心身疾病，与社会心理因素关系密切。抑郁障碍在癌症病人中的总发病率是普通人群的 2～4 倍。癌症患者发生抑郁的危险因素包括：情感障碍和酒精中毒史、晚期癌症（特别是胰腺癌）、难以控制的疼痛、并发内科疾病和使用可致抑郁的药物等。癌症患者的抑郁障碍与生活质量的下降、自杀率的提高、快速死亡的愿望、较差的治疗依从性、较大的躯体痛苦及更长的住院时间有关。

1. 流行病学

癌症病人伴发抑郁的比例不一,为 10%～50%,随癌症发生的部位和阶段而变化。大约 16%～25% 新确诊的癌症患者有抑郁或与抑郁相关的情绪调节紊乱。已证实与抑郁密切相关的癌症有肺癌、乳腺癌、前列腺癌、消化道癌、宫颈癌和胰腺癌。国外报道高发生率的癌症有胰腺癌、口咽部癌和乳腺癌等,发生率分别为 34%～50% 不等;而国内以妇科肿瘤、鼻咽癌和肝癌相对高发,发病率在 43%～75%。年轻癌症患者(50 岁以下)抑郁症状较老年患者严重,近期(少于 1 年)确诊癌症患者的抑郁症发病率高于诊断癌症 1 年以上的患者,获知诊断 1 周内的抑郁发生率高,女性明显高于男性,工作地位低的患者高于工作地位高的患者。

2. 癌症伴发抑郁的发生机制

已研究发现癌症亦可以通过作用于神经、内分泌和免疫系统来影响抑郁症的发生发展,而心理社会因素也可以通过大脑神经系统(CNS)与内分泌系统和免疫系统相联系,进而影响到癌症的发生、发展及预后转归。有研究认为,垂体水平糖皮质激素受体(GR)信号机制紊乱引起的 HPA 轴过度活化及其对糖皮质激素敏感性下降是癌症伴发抑郁可能的重要发病机制之一。生长激素(GH)轴可通过几条途径直接调节神经元细胞和神经胶质细胞间的作用,从而影响睡眠、情绪及认知功能。机体氧化损伤也可能是癌症和抑郁发生进展的共同病理生理机制。

另外,癌症伴发的抑郁还与不同肿瘤的特性、癌痛、化疗药物及其并发症等因素相关。癌痛患者的抑郁症状明显高于不伴有癌痛的患者;口咽部癌与癌症导致的呼吸、进食和构音障碍有关;乳腺癌与女性第二性器官的完整性破坏有关;妇科癌症除阴道大出血、下腹疼痛等躯体问题外,还与生育、内分泌及手术损害女性特征等后果有关;鼻咽癌与癌症造成的鼻阻、听力下降和癌痛等躯体不适及放疗副作用有关;肝癌则主要与剧烈的癌痛和 5 年生存率低等有关。

3. 治疗

心理治疗在癌症伴发的抑郁中起着重要作用,一旦发现患了癌症后心理治疗要及时跟进。当然抗抑郁药的使用也是必需的,目前常用的抗抑郁药均可使用,但对不同病人要具体选择,如患者顾虑较多者,建议选用氟伏沙明;失眠严重者,建议选用米氮平;对疼痛严重者,建议选用文拉法辛或度洛西汀;对心功能不全者,建议先用舍曲林;对化疗出现严重呕吐者,可以选用抗精神病药奥氮平。

4. 小结

癌症伴发抑郁不但降低了患者的生活质量,增加了住院费用,而且还缩短了患者的生存时间，因此，癌症伴发抑郁早期诊断及疗效评判的可靠灵敏的生物学指标具有重要临床意义。同时由于社会心理因素非常复杂，癌症相关性抑郁的具体发生机制有待进一步研究。

十一、其他

1. 偏头痛

一些临床和流行病学研究均报道抑郁障碍和偏头痛两者间有肯定的相互作用，即偏头痛病人发生抑郁障碍及抑郁病人出现偏头痛的风险均较高。近来更多的研究指出，抑郁障碍和头痛两者间有显著的关联；而在头痛的个体中，偏头痛的先兆与抑郁障碍之间的联系最强（OR 值为 5.63；95% 的可信区间为 3.94～9.0）。

2. 脑外伤后抑郁

脑外伤后 2 年，约 19% 的病人主诉抑郁。抑郁可为脑外伤诊断和对外科手术的情感反应，也可为脑外科手术性脑损伤的结果。脑外伤后抑郁晨间不恶化，无显著体重减轻，无精神运动性激越或阻滞。抑郁与许多无意识的脑外伤相关，轻度脑外伤（相当或不足脑震荡）性抑郁的抗抑郁疗效差。

3. 肠易激综合征（IBS）

目前认为 IBS 病人的症状与心理社会因素密切相关，尤其是焦虑和抑郁。有学者研究比较了 IBS 与焦虑、抑郁和食物变态反应之间的关系，结果发现 IBS 病人的状态和特质焦虑与抑郁评分明显高于健康对照组，食物变态反应病人的心理诱发因素与 IBS 病人的心理诱发因素基本一致。

4. 骨质疏松

骨质疏松是一种影响大约 26% 的年龄 65 岁以上妇女的慢性疾病。大样本研究发现抑郁障碍与骨盐密度相关，尤其是由 SSRIs 的使用所导致的骨密度（BMD）降低。情感稳定剂的长期使用也可能对 BMD 产生不利的影响。骨的动态平衡是一个复杂而主动的过程，该过程需要甲状旁腺激素、穿过肠内吸收和肾脏重吸收的足够的血清钙及维生素 D。骨盐丢失的假说包括肝脏诱导的维生素 D 破坏增加、降钙素缺乏及钙吸收障碍。使用苯二氮䓬类、卡马西平、丙戊酸盐、加巴喷丁及奥卡西平时可致 BMD 降低。锂盐可增加甲状旁腺激素并影响肾脏对钙的重吸收，从而导致 BMD 降低。

5. 人类免疫缺陷病毒感染和丙肝

全球大约有 330 万人感染人类免疫缺陷病毒（HIV），而在北美的患病率是 0.6%。近 50% 的 HIV 感染者有与之共病的精神障碍，如抑郁或焦虑障碍，但这在该类病人群体中常常未被认识到。

全世界大约有 1 400 万人感染丙肝病毒（HCV），高达 85% 的个体在严重的 HCV 感染之后会发展为慢性 HCV 感染，最终有 20% 的病人 20 年后出现肝硬化。HCV 与精神障碍的终生高共病率相关,在这些病人中发生物质滥用、情感障碍和焦虑障碍的比例高。

十二、小结

不同的躯体疾病和情绪障碍之间有明确和显著的关联,两者通常存在很高的共病率。共病抑郁障碍显著增加躯体疾病患者的发病率、残疾率及死亡率。为了确保两种疾病的治疗都得到最佳疗效,需要正确地诊断共病,并在此基础上提出基于证据的治疗推荐方案。

参考文献

1. 陈生弟,桂雅星. 应高度重视对帕金森病患者伴抑郁的早期诊治. 中华老年心脑血管病杂志,2010,12:769-770.

2. 肖卫民,徐立,陈仰昆. 帕金森病伴发抑郁的机制. 中国神经精神疾病杂志,2011,37:189-191.

3. 黄曦妍,刘卓,张巍. 帕金森病伴发抑郁的研究进展. 中国神经精神疾病杂志,2012,38:509-511.

4. 孟庆进,柴晓斌,胡国华. 帕金森病后抑郁的最新研究进展. 中国老年学杂志,2013,33:477-480.

5. 李丽娟,李巧薇,谭少华,林耀波. 帕金森病合并抑郁和焦虑的发生率及相关因素. 广东医学,2009,30:266-268.

6. 肖倩,赵永波. 癫痫与抑郁关系的研究进展. 精神疾病与精神卫生,2009,9:440-443.

7. 彭伟锋,汪昕. 癫痫与抑郁症共病:从临床走向基础. 世界临床药物,2012,33:13-16.

8. 黄淑云,李国德. 癫痫伴发抑郁障碍的研究现状. 医学综述,2012,18:1335-1337.

9. 戴宏平. 多发性硬化症患者抑郁的研究进展. 中华现代护理杂志,2010,16:242-244.

10. 黄国明,黄剑锋,黄绍烈. 冠心病伴发抑郁的研究现状. 2009,11:901-902.

11. 胡晨静,杨远. 抑郁情绪对支气管哮喘的影响. 东南大学学报:医学版,2013,32:648-650.

12. 王权. 支气管哮喘与抑郁症. 医学前沿,2013,4:198-199.

13. 晁耀烁,许志强,李保顺. 慢性阻塞性肺病并发抑郁障碍相关因素分析. 临床心身疾病杂志,2006,12:93-94.

14. 张瑶,周平,张艳,赵峰. 慢性阻塞性肺病患者抑郁障碍发病率及治疗. 精神医学杂志,2013,26:211-212.

15. 姚静. 糖尿病患者中的抑郁问题. 国外医学精神病学分册. 2001,28:199-203.

16. 吴文源,骆艳丽. 抑郁和疼痛. 临床精神医学杂志,2013,23:431-432.

17. 张文祥,倪家骧. 慢性疼痛与抑郁焦虑关系的研究进展. 疑难病杂志,2009,8:764-766.

18. 魏镜. 类风湿关节炎和抑郁. 中华全科医师杂志,2005,4:149-150.

19. 吴俊兰,肖菊香. 癌症相关性抑郁的发生机制. 现代肿瘤医学,2011,19:380-382.

20. 袁勇贵. 焦虑和抑郁障碍与躯体疾病. 中国民康医学,2003,15:186-191.

21. 袁勇贵. 有关精神疾病共病研究的几点思考. 医学与哲学,2001,22:59-61.

22. 袁勇贵. 关于卒中后抑郁的思考. 医学与哲学,2012,33:18-19.

23. 袁永胜,袁勇贵. 抑郁症和冠心病共病的可能机制及治疗. 实用临床医药杂志,2010,14:157-160.

24. 袁勇贵. 抑郁症和糖尿病的相关性研究. 临床精神医学杂志,2004,14:371-372.

25. Cimpean D, Drake RE. Treating co-morbid chronic medical conditions and anxiety/depression. Epidemiol Psychiatr Sci, 2011,20: 141-150.

26. Evans DL, Charney DS, Lewis L, et al. Mood disorders in the medically ill: scientific review and recommendations. Biol Psychiatry,2005,58:175-189.

27. Goldston K, Baillie AJ. Depression and coronary heart disease: A review of theepidemiological evidenoe, explanatory mechanisms and management approaches. Clin Psychol Rev, 2008, 28:288.

28. Iosifescu DV, Nierenberg AA,Alpert JE, et al. Comorbid medical illness and relapse of major depressive disorder in the continuation phase of treatment. Psychosomatics, 2004, 45:419-425.

29. Katon WJ. Clinical and health services relationships between major depression, depressive symptoms, and general medical illness. Biol Psychiatry,2003,54: 216-226.

30. Lesman-Leegte I, Jaarsma T, Coyne JC, et al.. Quality of life and depressive symptoms in the elderly: a comparison between patients with heart failure and age-and gender-matched community controls. J Card Fail, 2009,15:17-23.

31. Larson SL, Owens PL, Ford D, et al. Depressive disorder, dysthymia, and risk of stroke: thirteen-year follow-up from the Baltimore epidemiologic catchment area study. Stroke, 2001,32: 1979-1983.

32. Lustman PJ, Anderson RJ. Freedland KE, et al. Depression and poor glycemic control: a meta-analytic review of the literature. Diabetes Care, 2000, 23:934-942.

33. Lesperance F, Frasure-Smith N. Depression and heart disease. Cleve Clin J Med, 2007, 74 (suppl 1): S63.

34. Mula M, Schmitz B, Jauch R, et al. On the prevalence of bipolar disorder in epilepsy. Epilepsy Behav, 2008,13:658-661.

35. McIntyre RS, Rosenbluth M, Ramasubbu R, et al. Managing medical and psychiatric comorbidity in individuals with major depressive disorder and bipolar disorder. Ann Clin Psychiatry, 2012, 24:163-169.

36. McIntyre RS, Schaffer A, Beaulieu S. The Canadian Network for Mood and Anxiety Treatments (CANMAT) task force recommendations for the management of patients with mood disorders and comorbid conditions. Ann Clin Psychiatry, 2012, 24:2-3.

37. McIntyre RS, Alsuwaidan M, Goldstein BI, et al. The Canadian Network for Mood and Anxiety Treatments (CANMAT) task force recommendations for the management of patients with mood disorders and comorbid metabolic disorders. Ann Clin Psychiatry. 2012, 24: 69 - 81.

38. Ramasubbu R, Taylor VH, Samaan Z, et al. The Canadian Network for Mood and Anxiety Treatments (CANMAT) task force recommendations for the management of patients with mood disorders and select comorbid medical conditions. Ann Clin Psychiatry, 2012, 24: 91 - 109.

39. Ramasubbu R, Beaulieu S, Taylor VH, et al. The CANMAT task force recommendations for the management of patients with mood disorders and comorbid medical conditions: diagnostic, assessment, and treatment principles. Ann Clin Psychiatry, 2012, 24: 82 - 90.

40. Ziere G, Dieleman JP, van der Cammen TJ, et al. Selective serotonin reuptake inhibiting antidepressants are associated with an increased risk of nonvertebral fractures. J Clin Psychopharmacol, 2008, 28: 411 - 417.

第六章　卒中后抑郁障碍

第一节　概　述

卒中后抑郁障碍（post-stroke depression，PSD）是卒中后常见的精神障碍，发病机制尚不明确。它显著增加患者的病死率，阻碍患者的神经功能和认知功能康复，严重影响了患者的生活质量。然而，到目前为止 PSD 在国内外仍没有明确的诊断标准，这导致各项研究结果差异较大，急需对 PSD 进行全面系统的描述以提高 PSD 的识别率和治疗率，促进脑卒中患者的康复，减轻患者及其家属的精神和经济负担。

一、PSD 的高发生率

早在 1977 年，Folstein 等就首次报道了 PSD，且其发病率高达 45%，此后 PSD 逐渐成为人们研究的热点。有关 PSD 的发病率，近几十年来研究报道差异很大。Ferro 等发现卒中患者中 PSD 的发生率在 5%～67%，急性期患者的发生率在 16%～52%，卒中后 2 年内 PSD 的发生率达 18%～55%。Astrom 等发现，25% 的 PSD 发生在卒中后 3 个月，到 12 个月时降到 16%，2 年时又增加到 19%，卒中 3 年后发生率再次增加并稳定在 30% 左右。不同的研究关于 PSD 的发病率差异较大，可能与下列原因有关：缺乏统一诊断标准、使用的心理测量工具不同、研究时间窗不同、研究者的差异、卒中部位等影响调查结果。

二、诊断的随意性

PSD 作为继发性抑郁的一种，目前还没有统一的特异性诊断标准。而关于 PSD 研究的文献除了部分使用的是抑郁症的诊断标准外，大部分仅依靠症状量表作为 PSD 的诊断标准。2013 年出版的美国精神障碍诊断统计手册第 5 版（DSM-5）中则将这类患者归在"其他医学情况所致的抑郁障碍（编码 293.83）"。在 CCMD-3 中对 PSD 更确切的诊断名称应为"脑血管病所致精神障碍"。用于 PSD 的症状量表分为自评量表和他评量表。目前临床常用的症状自评量表如宗氏抑郁自评量表（SDS）、贝克抑郁自评量表（BDI），他评量表如汉密尔顿抑郁量表（HAMD）、蒙哥马利抑郁评定量表（MADRS）、综合医院焦虑抑郁量表（HADS）等。

临床诊断标准帮助确定 PSD 的有或无，即定性诊断；而症状量表则帮助了解

PSD 的严重程度及判断预后,即定量诊断。症状量表只是用来评估抑郁症状是否存在及其严重程度的,可作为辅助工具,并不具有诊断功能,不能作为诊断依据,亟待纠正。这也是不同研究 PSD 发生率差异较大的主要原因。因此,建立统一并能获得国际公认的 PSD 操作性诊断标准是目前临床的急切需求,也是提高临床样本同质的基本要求。

三、治疗的不确定性

PSD 的治疗目前尚无统一的治疗指南,临床上主要使用抗抑郁剂治疗。尽管已有很多研究支持抗抑郁剂治疗 PSD 的有效性,但尚缺乏大样本队列研究。不同药物对 PSD 的疗效和副反应的差异较大,尚做不到指导临床如何针对不同病人优选药、个体化治疗,以达到疗效和副反应的最佳平衡。

PSD 发病率高,并严重影响患者的全面康复,那么是否可以进行预防性治疗,从源头遏止呢? 目前关于这个问题的研究虽然存在争议,但是越来越多的研究为预防性用药提供了有力证据。如 Robinson 等发现无抑郁的卒中患者接受艾司西酞普兰治疗 1 年后可使 PSD 发生率降低 4.5 倍;Jorge 等发现艾司西酞普兰治疗可使 PSD 认知全面提高,语言和记忆得分增加以及日常活动能力增加,并且艾司西酞普兰的认知改善功效独立于它的抗抑郁功效;另外,长期随访还发现,抗抑郁剂治疗可提高卒中患者(PSD 或非 PSD)的存活率。这些表明抗抑郁药预防干预的时机至关重要,早期治疗对患者的整体恢复有益。

另外,也有研究证实,心理治疗、物理治疗、心理护理在 PSD 的治疗中同样起着重要作用。

四、提高诊治规范性的重要性

卒中后抑郁是卒中后常见的精神障碍,对卒中后患者运动康复、认知和执行功能等有严重的不利影响,并增加死亡率。然而目前对于卒中后抑郁尚没有统一的诊断标准,这直接导致 PSD 的各种研究结果的不一致,不能给临床治疗提供合理的指导和建议,不能缓解病人、家属及社会的巨大负担。故急需对 PSD 进行全面系统的描述,加快建立和完善 PSD 的诊断与治疗标准,以提高对 PSD 的早期识别、诊断和治疗,促进卒中患者神经功能的康复。

第二节　卒中后抑郁障碍的发生机制

尽管对 PSD 临床重要性的认识在逐渐增加,但其发病机制目前仍不明确。PSD 的生物学假说仍是单胺假说,即缺血性病变阻断了来自中脑和脑干的投射,致使生物胺如 5-羟色胺、去甲肾上腺素和多巴胺的下降,导致 PSD 的发生。前期研究发现,外周血炎性细胞因子 IL-18 水平、脑源性神经营养因子(BDNF)水平和谷氨酸水平与 PSD 的发生有关,与深部白质疏松一起都是缺血性卒中急性期 PSD 发生的危险因素。研究发现,脑缺血诱发的海马神经再生下降与脑缺血鼠的抑郁行为显著关联,且经抗抑郁药西酞普兰治疗后可逆转。此外,近年来随着具有人类抑郁关键行为特征的抑郁基因模型鼠的成功培育,运用局灶性脑缺血大鼠叠加不可预测性应激成功建立的 PSD 模型,对深入理解 PSD 的生物学机制及发现新的治疗药物靶点均是至关重要的。

有研究认为,PSD 的发病机制与多种临床因素相关,如年龄、严重的日常生活活动能力缺损、社会支持不良、病前抑郁人格、精神障碍的个人史或家族史,同时认知缺损显著增加 PSD 的发生率,但对卒中部位、性别与 PSD 的相关性目前尚无一致结论。国外有人尝试着对 PSD 的发生进行风险评估,如 Altieri 等研究发现高教育水平和糖尿病是 PSD 的显著相关危险因素,Leentjens 等发现女性、个人抑郁史、家族抑郁史和除卒中外的其他躯体疾病等危险因素的 Cox 模型能部分有效预测卒中后抑郁障碍,但这种风险预测模型仅涉及患者的一般临床资料,预测 PSD 的能力有限。如果能建立包含临床、社会、心理和生物学因素(生化、遗传、影像学)的风险预测模型,将能大大提高预测效能,对 PSD 的早期识别和早期治疗提供参考依据,有助于减少患者的痛苦,促进患者的康复。这也正是临床医生努力的方向。

第三节 卒中后抑郁的评估和诊断

PSD 的发生率在不同的研究中结果差异较大,可能与缺乏统一的诊断标准,使用心理测量工具不一,评估者之间的不一致,卒中本身引起的失语、失认等因素有关。现将 PSD 的评估工具和诊断方法作简要介绍。

一、PSD 的评估

临床上常用的评估工具主要有自评量表和他评量表两种。自评量表是患者根据对问题的理解来选择最适合自身状况的选项,是患者自己对于心理问题的审视和评估。他评量表是建立在访谈的基础上,由经验丰富的医师或康复治疗师等对患者进行评估,对评估者有一定要求,花费时间相对较长。鉴于卒中后失语的发生率为 20%～38%,为了对卒中后失语患者进行及时准确的心理测评,有学者研发了专门针对失语患者的评估量表。

（一）非失语患者自评量表

1. 宗氏抑郁自评量表（self-rating depression scale，SDS）

该量表是 Zung 于 1965 年制定，共包含 20 个项目，各条目有 4 级评分的自评量表。其特点是使用简便，并能相当直观地反映抑郁患者的主观感受。主要适用于具有抑郁症状的成年人，包括门诊及住院患者。只是对严重迟缓症状的抑郁，评定有困难。同时，SDS 对于文化程度较低或智力水平稍差的人使用效果不佳。

2. 贝克抑郁自评量表（Beck depression inventory，BDI）

Beck 等于 1967 年编制，有 13 项和 21 项两个版本，按 0～3 分四级评分，是 PSD 自评量表中常用的工具之一。但该量表中的部分条目如容易疲乏、对健康状况的担心、食欲差等可能由卒中所致，缺乏特异性。

3. 9 条目健康问卷（the patient health questionnaire depression scale - 9，PHQ - 9）

PHQ - 9 是由 DSM - Ⅳ 衍生的抑郁筛查工具，由 DSM - Ⅳ 抑郁症诊断的 9 条症状学标准构成，评估过去 2 周症状出现的频率，Williams 等进行的 PHQ - 9 在卒中人群进行抑郁筛查的信效度研究，以 DSM - Ⅳ 抑郁临床定式检查（standard structure clinical interview for depression，SCID）为参照，结果显示以 10 分为界点，PHQ - 9 的灵敏度为 91％，特异度为 89％。因为简单易用，而且信效度好，PHQ - 9 被推荐用于 PSD 患者的筛查。

4. 流调用抑郁自评量表（center for epidemiologic studies depression scale，CES - D）

由美国国立精神卫生研究所 Sirodff 编制于 1977 年，原名为流行学研究中心抑郁量表。较广泛地用于流行学调查，对筛查出有抑郁症状的对象，以便进一步检查确诊。也有人用作临床检查，评定抑郁症状的严重程度。与其他抑郁自评量表相比，CES - D 更着重于个体的情绪体验，较少涉及抑郁时的躯体症状。

5. 医院焦虑抑郁量表（hospital anxiety and depression scale，HADS）

本表包括焦虑和抑郁 2 个亚量表，分别针对焦虑（A）和抑郁（D）问题各 7 题。焦虑和抑郁亚量表的分值区分为：0～7 分属无症状；8～10 分属可疑存在；11～21 分属肯定存在；在评分时，以 8 分为起点，即包括可疑及有症状者均为阳性。

6. 抑郁症状快速自评量表（quick inventory of depressive symptomatology，QIDS）

该量表目前为 16 项版本，是由 1996 年 Rush 等研制的 30 项版本经过修订而来，有自评和他评两个版本。16 条目的 QIDS 根据 DSM - Ⅳ 中抑郁症诊断的症状标准分为 9 个因子，每个条目有 0～3 分四级评分标准，总分为 0～27 分，总分越高，抑郁严重程度越重，与 30 条目的 IDS 及 HAMD - 24 相比有较好的信效度。该量表主要用于抑郁症的评估，未见在卒中后抑郁患者中的研究。

（二）非失语患者他评量表

1. 汉密尔顿抑郁量表（Hamilton Depression Rating Scale，HAMD）

Hamilton 于 1960 年编制，该量表有 17 项、21 项和 24 项三种版本，采用 0～4 分五级评分。该量表为临床、科研、抑郁严重程度和抗抑郁疗效评估中最常用的他评量表，但是评估花费的时间及对评估者专业能力的要求限制了它作为筛查工具的使用。

2. 蒙哥马利艾森博格抑郁评价量表（Montgomery-Asberg depression rating scale，MADRS）

由 Montgomery 和 Asberg 于 1979 年编制，也是用于评估抑郁严重程度的量表。较 HAMD 短，共 10 项，按 0～6 分七级评分，每次评估需要 20～60 分钟。它主要由抑郁核心症状条目构成，覆盖的躯体症状少，既往较少用于 PSD 的研究。

3. 卒中后抑郁分级量表（post-stroke depression rating scale，PSDS）

由 Gainotti 等在 1997 年编制，是针对卒中人群进行抑郁评估的他评量表。共 10 项，六级评分。该量表引入一些新的卒中相关的抑郁症状，包括灾难性反应、淡漠、过度情绪化等，目前关于该量表的数据有限，还需要大样本的循证医学研究对其进行考证。

4. 临床综合印象等级量表（clinical global impressions rating scale，CGI）

该量表是根据患者的面部表情和患者家属或护工提供的信息进行评估。此量表可以分为 CGI - S（The CGI-Severity scale）和 CGI - I（the CGI-Global Improvement scale），包括 7 个疾病等级，评估用时较短，约 1～2 分钟即可完成，CGI - S 对卒中急性期及 1～6 个月的可行性为 100%，与 MADRS 相似，对能独立完成答卷的患者准确率较高。但此量表主要用于精神分裂症患者的精神病理研究，药物试验研究应用较多。

（三）失语患者评估量表

1. 视觉模拟情绪量表（the visual analog mood scales，VAMS）

有 8 个独立的条目，分别测量情绪低落、愤怒、紧张、害怕、烦躁、疲劳、高兴和精力。每一个题目在 100 mm 垂直线顶端画有一个表示中性的面部表情符，而下端画有代表情绪的面部表情符，表示相应意义的词语被写在示意图上面或下面。患者被要求在垂直线上做一个标记来表示自己的情绪状况，是失语患者自评量表。

2. 抑郁程度圆形量表（the depression intensity scale circles，DISCs）

用于脑损伤后伴有认知或语言表达障碍无法完成视觉评估的患者。该量表是由暗背景逐渐扩大的 6 个圆组成，表示 0～10 的分值范围，随着暗背景的逐步扩大，代表抑郁的严重程度越重。

3. 脑损伤患者抑郁评估量表(structured assessment of depression in brain damage，SADBD)

分为三个分量表：(1) 一个由 9 个条目组成的自知力问卷，用于评定患者神经功能中理解力缺损的程度；(2) 一个经过修正的包含 20 个条目的汉密尔顿量表(HAMD)；(3) 一个 21 条目版本的贝克抑郁量表(BDI)。SADBD 充分考虑到患者抑郁情绪的躯体表现和心理表现，可以全面和可靠地提供患者的情感状态。整个量表评估完成时间大概需要 45~60 分钟。

4. 失语患者抑郁量表(the aphasic depression rating scale，ADRS)

该量表含有 9 类题目(包括失眠、精神性焦虑、躯体性焦虑、躯体症状、疑病、体重减轻、情绪低落、面部表情及疲劳感)，共 32 道题。对神经康复病房的亚急性卒中患者进行研究得出，当分数≥9 分时表明有抑郁障碍。

5. 失语患者抑郁调查问卷(the stroke aphasic depression questionnaire，SADQ)

包含有 21 个条目，每条目代表患者一种行为。采用 0~3 分四级评分法，分别代表患者在过去 1 周发生相关条目行为的频率，原始综合分是 0~63 分。通过曼-惠特尼 U 检验(Mann-Whitney U-test)发现有 11 个条目不能很好地区分抑郁和非抑郁患者，被删除后形成了 SADQ10 - C 版本，并对条目和回答选项的措辞进行了修改，以便其更适用于失语患者，信度和效度检验均得到较为满意的效果。

6. 抑郁的护理等级量表(nurses rating scale for depression，NRSD)

该量表对失语患者抑郁症状的评估范围比较广泛，无需通过交流即可完成。在某种程度上由于看护患者的情绪或负担的影响，护理者的回答与患者的回答是不同的，但是护理者对患者的某些躯体症状如失眠的评估等比较合理。NRSD 对评估导致抑郁的躯体症状和非语言性行为比较适用。

此外，针对于卒中后的危险因素，有学者研制卒中后抑郁预测量表(post-stroke depression prediction scale，DePreS)，并依此建立卒中后抑郁临床预测模型。该量表共有 4 个条目，分别为抑郁或精神疾病病史、高血压病史、心绞痛病史和卒中后一周内日常生活穿衣的帮助程度，并依据各条目对 PSD 的影响程度不同赋予相应分值，2 分作为预测 PSD 发生的界限值，可在卒中后一周内对患者进行预测评估。

开展针对 PSD 患者的特定评估量表有待进一步研发和大规模临床验证。

二、PSD 的诊断

PSD 作为继发性抑郁的一种，目前还没有统一的特异性诊断标准。而关于 PSD 研究的文献，除了部分使用的是抑郁症的诊断标准外，大部分仅依靠症状量表作为 PSD 的诊断标准。

对于 PSD，临床常用的三大系统主要有美国精神障碍诊断统计手册第 4 版

（DSM-Ⅳ）、国际疾病分类第 10 版（ICD-10）和中国精神疾病分类方案与诊断标准第 3 版（CCMD-3），但均无明确的 PSD 诊断标准，只是 DSM-Ⅳ 中有关于 PSD 的描述性定义：由于卒中导致的以抑郁为特征或伴有重性抑郁样发作的心境障碍，亦可表现为躁狂或混合样特征。而在最近出版的美国精神障碍诊断统计手册第 5 版（DSM-5）中则将这类患者归在"其他医学情况所致的抑郁障碍（编码293.83）"。在 CCMD-3 中对 PSD 更确切的诊断名称应为"脑血管病所致精神障碍"。目前，国内外关于 PSD 研究的文献除了部分使用的是美国精神障碍诊断统计手册第 4 版（diagnostic and statistical manual of mental disorders fourth edition，DSM-Ⅳ）中抑郁症的诊断标准，而有些仅仅依靠症状量表作为 PSD 的诊断标准。Cummings 等对 DSM-Ⅳ 中症状标准进行研究发现，PSD 和抑郁症组反应快感缺失的感觉缺乏存在显著差异；Spalletta 等发现自罪自责症状在两组患者的诊断效力不足。一项 PSD 和原发性抑郁临床特征比较研究中发现 PSD 患者中迟缓/精神运动性迟滞多见，而原发性抑郁中有更多的快感缺失、悲观和自杀想法及更严重的注意力集中障碍。Gainotti 等的研究显示 PSD 患者比原发性抑郁患者更可能出现灾难性反应、激越和情绪波动。此外，Robinson 等将 PSD 分为轻（mild）、重（major）两型。轻型 PSD 的诊断标准为 DSM-Ⅲ 中恶劣心境的诊断标准，重型 PSD 的诊断标准为抑郁症的诊断标准。

由上可知，对于 PSD 诊断需注意以下问题：首先，抑郁症中症状学标准如能力下降、体重减轻、哭泣（病例性哭泣）等症状可能由脑卒中所致，卒中所致神经功能缺损症状可能对 PSD 有一定混杂作用；其次，一些症状如容易疲乏、淡漠等，可能为卒中后疲乏、卒中后淡漠等并发症，而非 PSD 症状，即如何科学准确地进行不同并发症之间的鉴别诊断极为重要；再次，PSD 患者可能有不同抑郁症的核心症状群，应在该特异症状基础上建立 PSD 的诊断。因此规范化 PSD 诊断标准对于其科研和临床工作极为重要。

目前我们正在开发面部表情识别系统（dynamic facial expressions），通过多维度的表情识别，辨别患者是否存在情绪低落、负性情绪偏向等抑郁症的核心症状，其客观性和有效性已经得到了广泛的国外研究的证实。该系统基于大量临床数据，结合专家经验知识，可成为较规范的诊断辅助手段，对 PSD 的诊断将起到重要的参考作用。同时，基于统计模型的计算机自动情绪分析避免了医师之间的主观偏倚的弊端，具备客观性。表情识别系统自动采集视频、语音等数据，不需要病人配合，不干扰正常治疗和休养，具备无侵入性。表情识别系统可持续工作，获得的诊断数据更好地反映了病情发展变化，具备连续性。在 PSD 的研究过程中，积极引入以上辅助检查手段，将为 PSD 诊断标准基础上逐步引入客观指标提供研究依据。

综上所述，PSD 的评估工具多种多样，寻找反应疾病特异性的、科学有效的、广泛公认的评估工具,规范化 PSD 的诊断标准是探讨疾病的流行病学特征、发病机制、预防和治疗的基石,并将极大推进 PSD 的临床诊治工作。

第四节 卒中后抑郁障碍的治疗

较多学者认为及时合理的抗抑郁治疗不仅有助于 PSD 患者精神症状的恢复,对其神经功能康复也有积极影响,改善其长期预后,但对卒中患者是否需要预防使用抗抑郁药目前尚无定论。

一、药物治疗

(一)不同抗抑郁剂对 PSD 的疗效

对于确诊的 PSD 患者首选抗抑郁剂治疗已获得普遍认可。三环类抗抑郁药(TCAs)尽管已证实对 PSD 有效,但因其自身的副作用,目前在临床上很少使用。现已有小样本的临床对照研究显示选择性 5－HT 再摄取抑制剂(SSRIs),5－HT 和去甲肾上腺素再摄取抑制剂(SNRIs)、去甲肾上腺素能(NE)和特异性 5－HT 抗抑郁药物(NaSSAs)均能有效治疗 PSD。

1. SSRIs

SSRIs 是 20 世纪 80 年代开发并逐步用于临床的一类新型抗抑郁剂。临床常用的有氟西汀(fluoxetine)、帕罗西汀(paroxetine)、舍曲林(sertraline)、氟伏沙明(fluvoxamine)和西酞普兰(citalopram)。这类药物选择性抑制突触前膜对 5－HT 的再摄取,对 NE 影响很小,几乎不影响多巴胺(DA)的回收,其中帕罗西汀、氟伏沙明有轻度的抗胆碱能作用。

氟西汀:其半衰期最长,活性代谢产物的半衰期可达 7~15 天。在强迫症、贪食症及减肥的治疗中,服用剂量相对较大。对肝脏 CYP2D6 酶抑制作用较强,与其他有关药物合用时应注意配伍禁忌。短期(3 个月)治疗的双盲对照研究发现 4 周时氟西汀和安慰剂疗效相当,但氟西汀较安慰剂有预防复发的作用。另一大样本(290 例卒中患者)的临床研究发现,在相似的卒中程度下,PSD 患者较非 PSD 患者的日常生活能力显著下降,且表现出更严重的残疾程度,对于 PSD 患者主要采用氟西汀抗抑郁治疗,结果显示抗抑郁剂治疗后抑郁症状改善,且无明显副作用。Yi 等通过对 10 个生物医学数据库进行检索后,纳入 11 项共 600 名患者的氟西汀随机对照试验进行 Meta 分析,结果显示氟西汀疗效优于安慰剂,9 项研究发现氟西汀可显著减轻抑郁症状,且呈现时间依赖效应,而无明显不良反应,但未发现对神经功能和日常生活能力的恢复有益。

西酞普兰:我们实验组通过制作卒中后抑郁的动物模型并给予西酞普兰抗抑

郁治疗研究发现,西酞普兰促进大鼠海马齿状回5-HT受体基因和蛋白的表达,继而促进海马神经再生,揭示该作用可能为西酞普兰抗抑郁的分子机制。两项关于西酞普兰的 Meta 分析研究结果相悖:王刚平等对 6 项研究进行的 Meta 分析发现西酞普兰与对照药物疗效相当,而阳中明等则发现西酞普兰的抗抑郁效应显著优于其他抗抑郁剂。

舍曲林:因其心脏副作用较小,因此适用于伴发躯体疾病等多种类型的抑郁症患者。Spalletta 等对 20 例中重度的 PSD 患者进行给予 50~100 mg 舍曲林的治疗,在不同时间点进行随访,研究发现舍曲林可有效缓解抑郁症状,此外还发现长期(56 天)的舍曲林使用对患者的总体认知功能和神经功能恢复均起到积极作用。

帕罗西汀:有较好的抗抑郁和抗焦虑作用,故对焦虑症状明显的患者可考虑使用该抗抑郁剂治疗。在 PSD 研究中,Horvath 等进行的开放式临床多中心的 26 周帕罗西汀随访治疗发现,其可显著改善患者的抑郁症状,8 周时显效率达 93.1%,临床状态(临床总体印象量表)改善率达 92.8%,简易智力状态分数显著提高。该大样本(788 例 PSD 患者)的临床研究充分显示帕罗西汀可有效改善患者的情绪、认知、神经功能和生活质量。

2. SNRIs

包括文拉法辛(venlafaxine)和度洛西汀(duloxetine)。文拉法辛常用剂量为 75~225 mg/d,常见不良反应有恶心、呕吐、口干、食欲减退、便秘、失眠、头昏等;个别患者有血压升高,用文拉法辛治疗 PSD 时,需注意监测血压。Kucukalic 等对 30 例 PSD 患者进行 3 个月文拉法辛的治疗发现,治疗组患者抑郁症状显著改善,且无难以耐受的不良反应发生。2002 年 Smith 等纳入 32 个随机对照研究比较文拉法辛和 SSRIs 的 meta 分析发现文拉法辛较 SSRIs 更有效。

(二)抗抑郁剂疗程

关于抗抑郁剂治疗的时效性存在争议,Fruehwald 等在一项随访研究中发现,卒中后服用三个月氟西汀的 PSD 患者 18 个月时的情绪改善及功能恢复状况甚为明显,而早期服药时则与对照组无明显差异。该研究结果提示我们,早期服药的效果可能为多种临床因素所掩盖,PSD 是否需要像抑郁症一样进行急性期、巩固期和维持期足疗程治疗,仍需进一步研究证实。

二、非药物治疗

(一)心理治疗

由于 PSD 的发生是生物、心理、社会等多因素综合作用的结果,因此心理治疗在 PSD 的治疗中亦很重要,治疗方法主要包括认知行为治疗(cognitive behavioural therapy，CBT），且需较长治疗疗程。PSD 患者在控制行为的自我强化反馈过程中倾向于消极判断，并对负性结果有偏向反馈，从而导致患者出现相应的消极预期。认知行为治疗就是在帮助患者纠正这些错误认知方式的基础上给予一系列矫正技术。虽然 CBT 在 PSD 中的研究较少，且有些研究并未发现其对 PSD 治疗有效，但 Broomfield 等通过对卒中患者抑郁易感性分析后相信针对患者的特定情况采用不同治疗技术（动机访谈、悲伤辨别、选择性优化补偿、认知缺陷改变和执行技能培训）的个体化 CBT 治疗将对 PSD 患者产生重要影响。

（二）重复经颅磁刺激治疗（rTMS）

该疗法具备非浸入性、无痛性和安全性特点，是抗抑郁治疗的一种新手段，对于抗抑郁剂无效的患者可尝试该治疗方法。Jorge 等通过随机平行的双盲研究其对难治性 PSD 患者的疗效及安全性，中断抗抑郁药后，患者随机接受了左前额叶的 10 次真假 rTMS 刺激，发现真刺激组抑郁症状显著改善，且疗效不受患者的年龄、卒中的类型和位置、刺激部位与前额皮质距离的影响，而对患者认知功能无影响。

（三）电休克（ECT）治疗

随着无抽搐电休克治疗的出现，这一疗法在临床上应用广泛，对具有严重自杀念头、对药物不能耐受和难治性 PSD 患者可选用电休克治疗。但电休克治疗常导致或加重认知功能障碍，故不作为卒中后抑郁的首选治疗。Currier 等对 20 例患者进行 ECT 治疗发现，19 例患者抑郁症状得到明显改善，5 例患者出现了 ECT 相关并发症，7 例患者出现复发，且发现复发多发生于 ECT 治疗 4 个月后。

（四）其他

黄荣容等通过针灸调肝固本法对 123 例 PSD 患者进行研究发现，针灸组和针药组在提高 Barthel 指数、减少中医脾胃症候评分、减少 TESS 副反应评分方面优于单纯药物组，提出针灸调肝固本法抗抑郁疗效肯定，安全性高。

由此可知，氟西汀、西酞普兰、舍曲林、帕罗西汀、文拉法辛等均能有效治疗PSD，但尚缺乏大样本临床病例对照研究对各种抗抑剂进行疗效和副作用的比较，尚无法实现指导临床如何针对不同患者优选药物和个体化治疗，以达到疗效的最佳、副反应的安全可控和经济效益的平衡。

三、预防性治疗

虽然 PSD 具有很高的发生率，但针对卒中患者是否需要预防性用药一直存在争议。Robinson 等对卒中患者预防应用艾司西酞普兰和问题解决治疗方法观察对 PSD 的预防作用，发现药物和心理治疗组均可有效降低 12 个月时 PSD 发生率，但对患者采用意向性治疗保守分析方法并未发现问题解决办法较安慰剂有效。预防性服用盐酸舍曲林的患者与服用安慰剂的患者相比,心血管并发症二次住院率显著降低,具有抗血小板聚集和血管内皮保护功能,该药对有冠状动脉粥样硬化性心脏病等其他血管危险因素伴卒中的患者可能有额外裨益。长期随访发现,在卒中后前六个月开始用去甲替林或者氟西汀抗抑郁治疗,可提高抑郁患者或者非抑郁患者的存活率。米氮平预防性治疗的研究也证实,对于缺血性卒中患者进行抗抑郁剂的积极干预可显著减少 PSD 发生。抗抑郁剂治疗除了具有抗抑郁作用外,还具有促进认知和神经功能恢复的作用。动物实验研究发现,在卒中早期恢复阶段,大脑皮层和海马区神经营养因子表达增高促使突触发生和轴突萌芽均显著增加,对卒中康复治疗有益。以上这些研究均表明抗抑郁药预防干预的时机至关重要,早期治疗使患者获益。

然而荟萃分析研究的结果则互相矛盾,Chen 等的荟萃分析显示,抗抑郁药显著减少抑郁发生,尤其对缺血性卒中患者;而 Hackett 等的荟萃分析提示,无证据显示抗抑郁剂可预防 PSD,并增加了不良事件的发生风险,进而指出抗抑郁剂不应用于预防 PSD。此外,有关卒中后康复锻炼的 Meta 分析显示,卒中后亚急性及慢性期的锻炼可预防抑郁症状的发生,但是该预防效应随着锻炼的停止而消失。

总之,PSD 作为脑卒中后常见的情感障碍,必须重视其对脑卒中患者以及家庭、社会的负性影响。急切需要抗抑郁剂治疗和预防性治疗 PSD 的前瞻性大样本临床病例对照研究,获得可靠的研究数据,促进卒中患者神经功能的康复,这也是脑卒中单元建设的重要组成部分,有着重要的临床意义和价值。

第五节 卒中后抑郁障碍的临床护理

Bennett 早在 1996 年就提出了护士在 PSD 患者恢复期中的重要作用,抑郁的卒中患者存在更多的功能失调问题,从而在延长的恢复期中需要更多的医疗护理。Bennett 的研究结果表明,大多数的护士表现出了应对抑郁情绪时的困难,卒中后抑郁患者的护理不仅需要护理人员拥有专业的护理技能和医学知识背景,护士自身对卒中后抑郁及卒中与抑郁之间关系的理解也是影响疾病发展、预后的重要因素。再如 Evans 等的研究表明,护理人员自身的压力和精神健康对卒中患者康复的预后有着重大影响。

卒中后抑郁的诊断是一切护理措施实施的基础,如何评判是否为卒中后抑郁可以借助简易的筛查工具。对非失语卒中后抑郁患者,PHQ-9 具有良好的信效度,且简单易用,PHQ-9 被推荐用于卒中后抑郁患者的筛查;而对失语卒中后抑郁患者,SADQ 则更为适用,该量表能够有效地区分抑郁和非抑郁患者,并且具有良好的信效度。

一、一般护理

（一）重视护理评估

常规包括患者肢体活动能力、肌力、卒中类型、生活自理能力、不适症状、对疾病的熟悉情况、心理状态、经济基础、家庭社会支持程度、诱发疾病的生活事件等。护理人员除了关注躯体疾病，还要重视患者住院期间的心理反应，主要是患者除了要面对陌生的环境，还要忍受疾病的痛苦，甚至面临死亡的威胁。护士除了需要借助心理学的研究方法外，还要学会运用心理学测评量表，从而为患者的心理状态提供客观依据。

（二）加强安全护理

护理人员一方面要给患者提供安全需要，减少患者的不安全感；另一方面，还要注意防止不安全的事件发生。PSD患者住院后由于环境及疾病因素，会担心检查和药物对自身的损伤、担心交叉感染、担心疾病是否诊断清楚、担心疾病的预后等等，护士要及时提供护理及健康教育，消除患者顾虑，满足其安全的需要。卒中合并抑郁的患者自杀比例增高，Teasdale和Engberg的研究指出，卒中后急性期和五年内自杀的风险最高。临床护士应加强监护，多与患者沟通，及时了解患者的心理动态，并做好家属的相关安全宣教。

（三）做好基础护理

1. 提供舒适的环境

可以依据患者的习惯进行一些文娱活动，如下棋、打牌、看报纸、听音乐。

2. 保持患者个人卫生

及时提供各项生活护理。

3. 补充营养

PSD患者一方面情绪不好影响会食欲、营养不良、体重减轻，部分脑卒中后影响吞咽功能，导致进食困难；指导患者采取低热量、低盐、低脂的清淡饮食，保证摄入足够的优质蛋白、维生素、蔬菜水果等，尽量平衡膳食需求，保证患者营养充分，必要时给予鼻饲或静脉补液，保证能量摄入。

4. 保证充足的睡眠

PSD患者多伴有早醒、入睡困难等睡眠障碍，一方面可以通过调整药物改善睡眠，另一方面也可以加强睡眠护理。在疾病允许的条件下适当活动，白天减少睡眠时间，睡前可以用温水泡脚、清洁身体，使患者身体舒适，为患者创造一个好的睡眠环境。

（四）及时介入康复护理

冷漠和嗜睡是导致卒中患者康复训练减少的重要原因，护理人员应该帮助患者克服卒中带来的此类问题，让患者尽快进行卒中后的康复训练。尽管"是在 24 小时内还是在 48 小时内开始康复训练"的研究还没有明确的定论，但及早进行康复训练对卒中后抑郁的恢复效果显著。国内研究人员对 87 例 PSD 患者的研究发现，连续 2 年有效的康复护理明显改善了患者的肢体功能、语言及认知功能、感觉功能，抑郁症状明显减轻，自理能力增强，致残率也明显下降。有效的床旁训练不仅能够锻炼患者的躯体功能，还能改善情绪，提高生活质量。

二、心理干预

（一）认知行为治疗

认知行为治疗（Cognitive Behavioural Therapy，CBT）是一套结构化的、短程的、着眼于现在的心理治疗方法，对卒中后抑郁患者护理人员在进行认知行为治疗时应该更多地关注其导致抑郁情绪产生的认知因素，并且可以从行为入手，逐步引导患者用正确的观念代替歪曲的信念。CBT 对卒中后抑郁的作用说法不一，有些研究表明 CBT 对老年抑郁患者有效，还有研究表明 CBT 能够显著改善抑郁情绪，然而也有些研究则证明 CBT 对卒中后抑郁患者无效。

（二）心理护理

心理干预的一项潜在机制是干预措施能够促进健康，减少应激，提高患者的应对技能。PSD 患者经历卒中，在面对躯体发生变化时容易产生挫败感，觉得自身的变化与原来的期望相差甚远，因此，护理人员要尊重并关心患者，让患者了解疾病，帮助患者建立信心。同时，医护人员要掌握心理学的理论和技巧，运用护理程序对患者实行疾病及心理护理，帮助其消除自卑心理，最大可能地锻炼患者的自理能力，树立战胜疾病的信心，将机体调整至最佳生理和心理状态。

（三）社会支持

Cooper 等的研究发现，情绪感知、社会参与和心理对 PSD 的结局有重要影响。同样 Mutai 等也指出社会活动的受限与抑郁情绪之间存在必然的联系。护理人员应该带领某些患者组织可行的活动，使患者不脱离社会，有助于患者抑郁情绪的改善和躯体功能的恢复，开展优质护理服务，实施人性化管理，鼓励家属陪护，陪而不护，试行 PSD 早期家属陪护的亲情化管理。感情的支持和社会活动的参与能够帮助患者减少陌生环境导致的不安全感，使患者尽快适应。

三、物理治疗

重复经颅磁刺激（rTMS）能够在治疗中和治疗结束后改变或调解神经活动，其治疗的机制建立在"大多数神经疾病都存在紊乱的神经活动"这一基础上。大多数的研究表明，rTMS 适用于卒中患者。董超等的研究发现，脑电生物反馈能够有效降低抑郁患者的抑郁自评量表、汉密尔顿抑郁量表的评分,改善患者的抑郁症状。护理人员在患者进行物理治疗前应该向患者详细介绍相关知识和作用,并告知患者治疗前后的注意事项。

四、健康教育

现有证据表明,卒中后抑郁患者的照顾者应该在第一时间为患者提供心理咨询和教育。全程健康教育包括接受和付出,早期接受护士和同病房恢复期患者的宣教,恢复期时与护士一起现身说教,向新入院患者宣教。覃佩红等人在对96例抑郁症患者的研究中指出,全程健康教育对减轻卒中后抑郁病人的抑郁状况有明显效果。杜芳等在其研究中提到了全程一体化健康教育步骤,急性期(1~2周)给予倾听、安慰、暗示、鼓励式心理护理;稳定期(3~4周)以集体集中宣教方式为主,采用多媒体健康教育方式;康复期(4~6周)巩固疗效,预防复发,鼓励患者重返社会,承担工作、生活的重任。

另外,护士要评估患者需求,结合患者的具体情况和需求,制订适合个体特点的护理计划,运用护理程序,因人施教,贯穿患者入院至出院。出院前实施出院健康指导,出院后1~2周电话回访,再次进行答疑及健康教育。护士对患者实施全程健康教育,能够促进患者自觉建立健康的行为模式,消除不良情绪,提高治疗信心,从而全身心投入治疗及康复中,最终减轻PSD症状。

参考文献

1. Beck JS. 张怡,孙凌,王辰怡等译. 认知疗法基础与应用. 中国轻工业出版社,2013:2.

2. 董超,张如飞,王文春等.脑电生物反馈干预阈下抑郁患者的疗效观察.中华物理医学与康复杂志,2013,35:140-143.

3. 毛圣芹,张纪文,谢瑶等.互助小组管理模式在抑郁症早期治疗中的作用.现代医学,2013,41:653-655.

4. 牟晓冬,袁勇贵.卒中后抑郁患者治疗一例.中国卒中杂志,2014,9:43-45.

5. 聂荣容,黄春华.针灸治疗脑卒中后抑郁症疗效与安全性评价.中国针灸,2013,33:460.

6. 钱方媛.缺血性卒中急性期血浆谷氨酸水平与卒中后抑郁的相关研究.江苏:东南大学,2011.

7. 钱俊枫.缺血性卒中后抑郁与脑白质疏松关系的初步研究.江苏:东南大学,2011.

8. 孙鼎明,袁勇贵,张志珺.卒中后抑郁诊断及量表的使用.中国卒中杂志,2007,2:916-918.

9. 覃佩红,卢叶玲,刘春梅.全程健康教育模式在卒中后抑郁病人中的应用研究.全科护理,2011,9:2805-2806.

10. 王刚平. 西酞普兰治疗脑卒中后抑郁对照研究的 Meta 分析. 临床心身疾病杂志，2008,14:18 - 22.

11. 王少华,张志珺,郭怡菁,等. 西酞普兰对脑卒中后抑郁大鼠海马齿状回 5 - 羟色胺 1A 受体表达的影响. 中国神经精神疾病杂志,2007,33:463 - 466.

12. 阳中明,蔡昌群. 西酞普兰治疗脑卒中后抑郁对照研究的 Meta 分析. 四川精神卫生，2009,22:1 - 4.

13. 袁勇贵,张志珺. 卒中后抑郁的治疗. 中国卒中杂志,2007,2:919 - 921.

14. 袁勇贵. 关于卒中后抑郁的思考. 医学与哲学,2012,33:18 - 19,33.

15. 岳莹莹,袁勇贵,张志珺. 卒中后抑郁新的病因假说——谷氨酸能假说. 中国卒中杂志,2014,9:38 - 42.

16. 张志珺,袁勇贵. 卒中后抑郁障碍:机制、诊断与治疗. 中国卒中杂志,2014,9:5 - 8.

17. Altieri M, Maestrini I, Mercurio A, et al. Depression after minor stroke: prevalence and predictors. Eur J Neurol, 2012, 19: 517 - 521.

18. American Psychiatric Association. Desk Reference to the Diagnostic Criteria From DSM-5. Washington, DC: American Psychiatric Publishing, 2013.

19. Astrom M, Adolfsson R, Asplund K. Major depression in stroke patients A 3-year longitudinal study. Stroke, 1993, 24: 976 - 982.

20. Arruda JE, Stern RA, Somerville JA. Measurement of mood states in stroke patients: validation of the visual analog mood scales. Arch Phys Med Rehabil, 1999, 80: 676 - 680.

21. Broomfield NM, Laidlaw K, Hickabottom E, et al. Post-stroke depression: the case for augmented, individually tailored cognitive behavioural therapy. Clin Psychol Psychother, 2011, 18: 202 - 217.

22. Bates KA, Rodger J. Repetitive transcranial magnetic stimulation for stroke rehabilitation-potential therapy or misplaced hope? Restor Neurol Neurosci. 2014, doi: 10. 3233/RNN - 130359.

23. Bennett B. How nurses in a stroke rehabilitation unit attempt to meet the psychological needs of patients who become depressed following a stroke. J Adv Nurs. 1996, 23:314 - 321.

24. Benaim C, Cailly B, Perennou D, et al. Validation of the aphasic depression rating scale. Stroke, 2004, 35: 1692 - 1696.

25. Beck AT, Ward CH, Mendelson M, et al. An inventory for measuring depression. Arch Gen Psychiatry, 1961, 4: 561 - 571.

26. Blaveri E, Kelly F, Mallei A, et al. Expression profiling of a genetic animal model of depression reveals novel molecular pathways underlying depressive-like behaviours. PLoS One, 2010, 5: e12596.

27. Cooper CL, Phillips LH, Johnston M, et al. Links between emotion perception and social participation restriction following stroke. Brain Inj, 2014, 28:122 - 126.

28. Capaldi VF 2nd, Wynn GH. Emerging strategies in the treatment of post stroke depression and psychiatric distress in patients. Psychol Res Behav Manag, 2010, 3:109 - 118.

29. Cameron JI, Naglie G, Gignac MA, et al. Randomized clinical trial of the timing it

right stroke family support program: research protocol. BMC Health Serv Res. 2014, 14: 18.

30. Chen Y, Patel NC, Guo JJ, et al. Antidepressant prophylaxis for poststroke depression: a meta-analysis. Int Clin Psychopharmacol, 2007, 22: 159 – 166.

31. Currier MB, Murray GB, Welch CC. Electroconvulsive therapy for post-stroke depressed geriatric patients. J Neuropsychiatry Clin Neurosci, 1992, 4: 140 – 144.

32. Cumming TB, Churilov L, Skoog I, et al. Little evidence for different phenomenology in poststroke depression. Acta psychiatr Scand, 2010, 121: 424 – 430.

33. de Man-van Ginkel JM, Hafsteinsdottir TB, Lindeman E, et al. In-Hospital Risk Prediction for Post-stroke Depression: Development and Validation of the Post-stroke Depression Prediction Scale. Stroke, 2013, 44(9): 2441 – 2445.

34. Davidson JR, Zhang W. Treatment of post-stroke depression with antidepressants. J Ahem Complement Med, 2008, 14:795 – 796.

35. Eng JJ, Reime B. Exercise for depressive symptoms in stroke patients: a systematic review and meta-analysis. Clin Rehabil, 2014, 28:731 – 739.

36. Engelter ST, Gostynski M, Papa S, et al. Epidemiology of aphasia attributable to first ischemic stroke: incidence, severity, fluency, etiology, and thrombolysis. Stroke, 2006, 37: 1379 – 1384.

37. Eldred C, Sykes C. Psychosocial interventions for carers of survivors of stroke: a systematic review of interventions based on psychological principles and theoretical frameworks. Br J Health Psychol, 2008, 13:563 – 581.

38. Evans RL, Bishop DS, Haselkorn JK. Factors predicting satisfactory home care after stroke. Arch Phys Med Rehabil, 1991,72:144 – 147.

39. Folstein MF, Maiberger R, McHugh PR. Mood disorder as a specific complication of stroke. J Neurol Neurosurg Psychiatry, 1977, 40: 1018 – 1020.

40. Ferro JM, Caeiro L, Santos C. Poststroke emotional and behavior impairment: a narrative review. Cerebrovasc Dis, 2009, 27 (suppl 1): 197 – 203.

41. Fruehwald S, Gatterbauer E, Rehak P, et al. Early fluoxetine treatment of post-stroke depression-a three-month double-blind placebo-controlled study with an open-label long-term follow up. J Neurol, 2003, 250: 347 – 351.

42. Flaster M, Sharma A, Rao M. Poststroke depression: a review emphasizing the role of prophylactic treatment and synergy with treatment for motor recovery. Top Stroke Rehabil, 2013, 20: 139 – 150.

43. Gainotti G, Azzoni A, Razzano C, et al. The Post-Stroke Depression Rating Scale: a test specifically devised to investigate affective disorders of stroke patients. J Clin Exp Neuropsychol, 1997, 19: 340 – 356.

44. Hackett ML, Yapa C, Parag V, et al. Frequency of depression after stroke: a systematic review of observational studies. Stroke, 2005, 36: 1330 – 1340.

45. Hamilton M. A rating scale for depression. J Neurol Neurosurg Psychiatry, 1960, 23: 56 – 62.

46. Hibbard MR SP, Gordon WA, Sliwinski M. Structured Assessment of Depression in Brain Damaged Individuals (SADBD): administration and scoring manual. Mt Sinai Center, New York, 1992.

47. Huang KQ, Wu Z, Wang Q. Image enhancement based on the statistics of visual representation. Image and Vision Computing, 2005, 23: 51 – 57.

48. Hackett ML, Yapa C, Parag V, et al. Frequency of depression after stroke: a systematic review of observational studies. Stroke, 2005, 36: 1330 – 1340.

49. Horvath S, Karanyi Z, Harcos P, et al. Clinical effectiveness and safety of paroxetine in post-stroke depression: results from a phase 4, open label, multicenter clinical trial with 26 weeks of follow-up. Orv Hetil, 2006, 147: 2397 – 2404.

50. Hackett ML, Anderson CS, House A, et al. Interventions for preventing depression after stroke. Cochrane Database Syst Rev, 2008, (3): CD003689.

51. Harris AL, Elder J, Schiff ND, et al. Post-stroke apathy and hypersomnia lead to worse outcomes from acute rehabilitation. Transl Stroke Res. 2014, 5:292 – 300.

52. Jorge RE, Robinson RG, Tateno A, et al. Repetitive transcranial magnetic stimulation as treatment of poststroke depression: a preliminary study. Biol Psychiatry, 2004, 55: 398 – 405.

53. Kang JH, Park RY, Lee SJ, et al. The effect of bedside exercise program on stroke patients with Dysphagia. Ann Rehabil Med, 2012, 36:512 – 520.

54. Kouwenhoven SE1, Kirkevold M, Engedal K, et al. 'Living a life in shades of grey: experiencing depressive symptoms in the acute phase after stroke. J Adv Nurs. 2012,68:1726 – 1737.

55. Kucukalic A, Bravo-Mehmedbasic A, Kulenovic AD, et al. Venlafaxine efficacy and tolerability in the treatment of post-stroke depression. Psychiatr Danub, 2007, 19: 56 – 60.

56. Khan A, Brodhead AE, Kolts RL. Relative sensitivity of the Montgomery-Asberg depression rating scale, the Hamilton depression rating scale and the Clinical Global Impressions rating scale in antidepressant clinical trials: a replication analysis. Int Clin Psychopharmacol, 2004, 19: 157 – 160.

57. Leentjens AF, Aben I, Lodder JR et al. General and disease-specific risk factors for depression after ischemic stroke: a two-step Cox regression analysis. Int Psychogeriatr, 2006, 18:739 – 748.

58. Lincoln NB, Flannaghan T. Cognitive Behavioral Psychotherapy for Depression Following Stroke: A Randomized Controlled Trial. Stroke, 2002, 34: 111 – 115.

59. Loubinoux I, Kronenberg G, Endres M, et al. Post-stroke depression: mechanisms, translation and therapy. J Cell Mol Med, 2012, 16:1961 – 1969.

60. Lynch E, Hillier S, Cadilhac D. When should physical rehabilitation commence after stroke: a systematic review. Int J Stroke, 2014. doi: 10.1111/ijs.12262.

61. Mutai H, Furukawa T, Araki K, et al. Long-term outcome in stroke survivors after discharge from a convalescent rehabilitation ward. Psychiatry Clin Neurosci, 2013, 67:434 – 440.

62. Narushima K, Kosier JT, Robinson RG. Preventing poststroke depression: a 12-week double-blind randomized treatment trial and 21-month follow-up. J Nerv Ment Dis, 2002, 190: 296 - 303.

63. Pedersen PM, Jorgensen HS, Nakayama H, et al. Aphasia in acute stroke: incidence, determinants, and recovery. Ann Neurol, 1995, 38: 659 - 666.

64. Paolucci S. Epidemiology and treatment of post-stroke depression. Neuropsychiatr DisTreat, 2008, 4:145 - 154.

65. Paolucci S, Antonucci G, Grasso MG, et al. Post-stroke depression, antidepressant treatment and rehabilitation results. A case-control study. Cerebrovasc Dis, 2001, 12: 264 - 271.

66. Robinson RG. Poststroke depression: prevalence, diagnosis, treatment, and disease progression. Biol Psychiatry, 2003, 54(3): 376 - 387.

67. Robinson RG, Jorge RE, Moser DJ, et al. Escitalopram and problem-solving therapy for prevention of poststroke depression: a randomized controlled trial. JAMA, 2008, 299: 2391 - 2400.

68. Rasmussen A, Lunde M, Poulsen DL, et al. A double-blind, placebo-controlled study of sertraline in the prevention of depression in stroke patients. Psychosomatics, 2003, 44: 216 - 221.

69. Robinson RG, Schultz SK, Castillo C, et al. Nortriptyline versus fluoxetine in the treatment of depression and in short-term recovery after stroke: a placebo-controlled, double-blind study. Am J Psychiatry, 2000, 157: 351 - 359.

70. Reed LI, Sayette MA, Cohn JF. Impact of depression on response to comedy: a dynamic facial coding analysis. J Abnorm Psychol, 2007, 116: 804 - 809.

71. Rush AJ, Trivedi MH, Ibrahim HM, et al. The 16-Item Quick Inventory of Depressive Symptomatology (QIDS), clinician rating (QIDS-C), and self-report (QIDS-SR): a psychometric evaluation in patients with chronic major depression. Biol psychiatry, 2003, 54: 573 - 583.

72. Shi Y, You J, Yuan Y, et al. Plasma BDNF and tPA are associated with late-onset geriatric depression. Psychiat and Clin Neurosci, 2010, 64: 249 - 254.

73. Smith D, Dempster C, Glanville J, et al. Efficacy and tolerability of venlafaxine compared with selective serotonin reuptake inhibitors and other antidepressants: a meta-analysis. Br J Psychiatry, 2002, 180: 396 - 404.

74. Snaith RP, Zigmond AS. The hospital anxiety and depression scale. Br Med J (Clin Res Ed), 1986, 292: 344.

75. Spalletta G, Ripa A, Caltagirone C. Symptom profile of DSM-IV major and minor depressive disorders in first-ever stroke patients. Am J Geriatr Psychiatry, 2005, 13: 108 - 115.

76. Spalletta G, Caltagirone C. Sertraline treatment of post-stroke major depression: an open study in patients with moderate to severe symptoms. Funct Neurol, 2003, 18: 227 - 232.

77. Sutcliffe LM, Lincoln NB. The assessment of depression in aphasic stroke patients: the development of the Stroke Aphasic Depression Questionnaire. Clin Rehabil, 1998, 12: 506 - 513.

78. Tirschwell DL, Mitchell PH. Stroke: understanding and easing the burden of poststroke depression. Nat Rev Neurol, 2011, 7: 12 - 13.

79. Teasdale, Engberg. Suicide after a stroke: a population study. J Epidemiol Community Health, 2001, 55:863 - 866.

80. Turner-Stokes L, Kalmus M, Hirani D, et al. The Depression Intensity Scale Circles (DISCs): a first evaluation of a simple assessment tool for depression in the context of brain injury. J Neurol Neurosurg Psychiatry, 2005, 6: 1273 - 1278.

81. Wang SH, Zhang ZJ, Guo YJ, et al. Decreased expression of serotonin 1A receptor in the dentate gyrus in association with chronic mild stress: a rat model of post-stroke depression. Psychiatry Re, 2009, 170:245 - 251.

82. Wang SH, Zhang ZJ, Guo YJ, et al. Involvement of serotonin neurotransmission in hippocampal neurogenesis and behavioral responses in a rat model of post-stroke depression. Pharmacol Biochem Behav, 2010, 95:129 - 137.

83. Ween JE. Prophylactic mirtazapine may help to prevent post-stroke depression in people with good cognitive function. Evid Based Ment Health, 2005, 8: 74.

84. Williams LS, Brizendine EJ, Plue L, et al. Performance of the PHQ-9 as a screening tool for depression after stroke. Stroke, 2005, 36: 635 - 638.

85. Yang L, Zhang Z, Sun D, et al. Low serum BDNF may indicate the development of PSD in patients with acute ischemic stroke. Int J Geriatr Psychiatry, 2011, 26:495 - 502.

86. Yang L, Zhang Z, Sun D, et al. The serum interleukin-18 is a potential marker for development of post-stroke depression. Neurol Res, 2010, 32:340 - 346.

87. Yi ZM, Liu F, Zhai SD. Fluoxetine for the prophylaxis of poststroke depression in patients with stroke: a meta-analysis. Int J Clin Pract, 2010, 64: 1310 - 1317.

附

激惹、抑郁和焦虑自评量表(IDA)

指导语:本量表的目的是评估您最近一周的感觉,请按顺序阅读每一道题,在最适合您的答案下打钩。每题只选一个答案,请回答全部问题。

1. 我感到高兴
□我很高兴;□有时高兴;□很少高兴;□一点也不高兴　　　　　□

2. 我能坐下来,并且感到很轻松
□完全能做到;□有时能做到;□不能完全做到;□一点也做不到　　□

* 3. 我的胃口
□非常差;□较差;□很好;□非常好　　　　　　　　　　　　　□

* 4. 我经常发脾气,并且怒斥别人
□经常是;□有时是;□不完全这样;□从不这样　　　　　　　　□

5. 我能笑,并且很开心
□是这样的;□有时是这样;□很少这样;□从未这样　　　　　　□

* 6. 我感到我可能会失去控制,并且会伤害别人
□有时;□偶尔;□很少;□从来不　　　　　　　　　　　　　□

* 7. 我胃部不适
□经常这样;□有时这样;□很少这样;□从未有过　　　　　　　□

* 8. 我脑中有自伤的想法
□有时有;□很少有;□几乎没有;□从未有过　　　　　　　　　□

* 9. 我早醒
□2个小时以上;□大约,1小时;□少于1小时;□睡眠正常　　　□

* 10. 我感到紧张
□经常紧张;□有时紧张;□很少紧张;□从不紧张　　　　　　　□

* 11. 我可能会伤害自己的感情
□肯定会;□有时会;□很少会;□绝不会　　　　　　　　　　　□

12. 我保持原有兴趣
□绝大部分仍存在;□部分存在;□很少存在;□完全不存在　　　□

13. 我有耐心与别人相处
□全部时间;□绝大部分时间;□部分时间;□从没有过耐心与人相处　□

* 14. 无缘无故地恐慌或惊恐
□经常有;□有时有;□很少有;□从没有过　　　　　　　　　　□

* 15. 我对自己或听到我的名字就恼火
□经常是这样;□有时是这样;□不常这样;□从没有过　　　　　□

* 16. 人们使我心烦意乱,以至于我要摔门或摔东西
□经常是;□有时;□偶尔;□从来没有　　　　　　　　　　　□

17. 我独自外出,不感到紧张
□是的;□有时是;□很少;□从没有过　　　　　　　　　　　□

* 18. 最近,我对自己感到不满
□一直这样;□经常这样;□很少这样;□从未这样　　　　　　　□

注:* 为反向评分

简式健康焦虑量表(SHAI)

指导语：以下是一个问卷，由 18 道题组成，每一道题均有 4 句短句，代表 4 个可能的答案。请仔细阅读每一道题的所有回答(a～d)。读完后，从中选出一个最符合你情况的句子，在它后面对应的空格上打√。然后，再接着回答下一题。

题目	选　　项	
1.	(a) 我不担心我的健康	
	(b) 我偶尔担心我的健康	
	(c) 我花费很多时间担心我的健康	
	(d) 我花费绝大多数时间担心我的健康	
2.	(a) 相比大多数同龄人，我感受到的疼痛/痛苦少	
	(b) 相比大多数同龄人，我感受到的疼痛/痛苦相同	
	(c) 相比大多数同龄人，我感受到的疼痛/痛苦多	
	(d) 我总是感觉到疼痛/痛苦	
3.	(a) 我通常不会感受到身体的感觉或变化	
	(b) 我有时感受到身体的感觉或变化	
	(c) 我经常感受到身体的感觉或变化	
	(d) 我总是感受到身体的感觉或变化	
4.	(a) 对我来说，控制不想疾病的事从来不是个问题	
	(b) 对我来说，大多数时间可以控制不想疾病的事	
	(c) 我努力控制自己不想疾病的事，但时常不能奏效	
	(d) 我难以控制自己不想疾病的事以至于我放弃抵抗了	
5.	(a) 我通常不会担心自己患重病	
	(b) 我有时担心自己患重病	
	(c) 我经常担心自己患重病	
	(d) 我总是担心自己患重病	
6.	(a) 我脑海中不会浮现自己生病的画面	
	(b) 我脑海中有时浮现自己生病的画面	
	(c) 我脑海中经常浮现自己生病的画面	
	(d) 我脑海中一直呈现自己生病的画面	

题目	选　　项	
7.	（a）对我来说，不想健康的事没有任何困难	
	（b）对我来说，不想健康的事有时候会有困难	
	（c）对我来说，不想健康的事经常会有困难	
	（d）没有任何事物能让我不想健康的事	
8.	（a）如果医生告诉我没有病，我就不再担心	
	（b）如果医生告诉我没有病，开始我不担心，有时一段时间后又担心	
	（c）如果医生告诉我没有病，开始我不担心，总是一段时间后又担心	
	（d）如果医生告诉我没有病，我依然担心	
9.	（a）如果听说某种疾病，我从不认为自己患这种病	
	（b）如果听说某种疾病，我有时认为自己患这种病	
	（c）如果听说某种疾病，我经常认为自己患这种病	
	（d）如果听说某种疾病，我总是认为自己患这种病	
10.	（a）如果身体有某种感觉或变化，我很少想它意味着什么	
	（b）如果身体有某种感觉或变化，我经常想它意味着什么	
	（c）如果身体有某种感觉或变化，我总是想它意味着什么	
	（d）如果身体有某种感觉或变化，我必须弄清楚它意味着什么	
11.	（a）我通常认为自己患重病的几率极小	
	（b）我通常认为自己患重病的几率较小	
	（c）我通常认为自己患重病的几率较大	
	（d）我通常认为自己患重病的几率很大	
12.	（a）我从不认为自己患重病	
	（b）我有时认为自己患重病	
	（c）我经常认为自己患重病	
	（d）我总是认为自己患重病	
13.	（a）如果发现一种不明原因的身体感觉，我可以想其他的事情	
	（b）如果发现一种不明原因的身体感觉，我有时难以想其他的事情	
	（c）如果发现一种不明原因的身体感觉，我经常难以想其他的事情	
	（d）如果发现一种不明原因的身体感觉，我总是难以想其他的事情	

题目	选　项	
14.	（a）我的家人/朋友认为我不够关心自身健康	
	（b）我的家人/朋友认为我能正常关心自身健康	
	（c）我的家人/朋友认为我关心自身健康过度	
	（d）我的家人/朋友认为我有疑病症	
15.	（a）如果患重病,我仍然能很享受生活	
	（b）如果患重病,我仍然能有些享受生活	
	（c）如果患重病,我几乎不能享受生活	
	（d）如果患重病,我完全不能享受生活	
16.	（a）如果我患重病,现代医学很可能治愈我的病	
	（b）如果我患重病,现代医学有可能治愈我的病	
	（c）如果我患重病,现代医学不太可能治愈我的病	
	（d）如果我患重病,现代医学不可能治愈我的病	
17.	（a）重病会毁掉我生活的一些方面	
	（b）重病会毁掉我生活的很多方面	
	（c）重病会毁掉我生活的几乎所有方面	
	（d）重病会毁掉我生活的一切	
18.	（a）如果患重病,我不会觉得失去尊严	
	（b）如果患重病,我觉得有失尊严	
	（c）如果患重病,我觉得非常有失尊严	
	（d）如果患重病,我觉得完全没有尊严	

多伦多述情障碍量表（TAS-20）

请表明下面 20 个陈述句在何种程度符合您的情况。您可在"1. 很不同意；2. 不同意；3. 部分同意，部分不同意；4. 同意；5. 很同意"之中选择一项，请在相应的数字上画圈。

	很不同意	不同意	部分同意	同意	很同意
1. 我常常搞不清自己有什么样的感受。	1	2	3	4	5
2. 我感到难以用恰当的词语来描述我的感受。	1	2	3	4	5
3. 我有一些即使是医生也不能理解的身体感受。	1	2	3	4	5
4. 我能容易地描述出自己的感受。	1	2	3	4	5
5. 我更喜欢分析问题而不仅仅是描述它们。	1	2	3	4	5
6. 但我心里难受时，我不知道究竟是悲伤，害怕，还是恼怒。	1	2	3	4	5
7. 我常常被身体的一些感觉所困惑。	1	2	3	4	5
8. 我偏向于任事情发生，而不是去了解她们为何会发展成那样。	1	2	3	4	5
9. 我有一些自己难以识别的感受。	1	2	3	4	5
10. 知道自己有何内心体验对我来说很重要。	1	2	3	4	5
11. 我难以描述我对别人有何感受。	1	2	3	4	5
12. 人们要我多描述一些我的感受。	1	2	3	4	5
13. 我不知道自己内心在发生一些什么活动。	1	2	3	4	5
14. 我常常不知道我为何会气愤。	1	2	3	4	5
15. 我喜欢与别人谈论他们的日常生活而不是他们的感受。	1	2	3	4	5
16. 我喜欢看"轻松"的娱乐片胜过看关于个人命运的情节片。	1	2	3	4	5
17. 即使是对密友，我也难以表露我内心深处的感受。	1	2	3	4	5
18. 我能感到与某人有亲切感，即使在我们沉默无言之时。	1	2	3	4	5
19. 我觉得省察自己的感受对于解决个人问题是有用的。	1	2	3	4	5
20. 寻找电影或戏剧中隐藏的意义会使人从娱乐中分心。	1	2	3	4	5

注：4、5、10、18、19 为反向评分

卒中后抑郁评估量表(PSDS)

指导语:请仔细阅读每一条,把意思弄明白,然后根据您最近一星期的实际情况,选择最适合您的答案。

圈出最适合你情况的分数				
1.言语减少(不想说话)	0	1	2	3
2.容易疲乏	0	1	2	3
3.容易哭泣	0	1	2	3
4.睡眠差、早醒	0	1	2	3
5.感到自己能力下降	0	1	2	3
6.有想死的念头	0	1	2	3
7.感觉自己好不了	0	1	2	3
8.比平常容易生气激动	0	1	2	3

(0=无;1=小部分时间有;2=相当多时间有;3=绝大部分或全部时间有)

精神科常用相关用语的英文缩写、全名及中文译名

（按英文字母顺序）

AD	Alzheimer disease	阿尔茨海默病
ACTH	Adrenocorticotropic hormone	促肾上腺皮质激素
ADHD	attention deficit hyperactivity disorder	注意缺陷多动障碍
ADL	Activity of Daily Living Scale	日常生活能力量表
AEDs	antiepileptic drugs	抗癫痫药物
BDNF	brain-derived neurotrophic factor	脑源性神经营养因子
BDI	Beck Depression Inventory	贝克抑郁自评量表
BZD	benzodiazepine	苯二氮䓬类
CBT	Cognitive Behavioral Therapy	认知行为治疗
CCMD	Chinese Classification of Mental Disorders	中国精神障碍分类与诊断标准
CES-D	Center for Epidemiologic Studies Depression Scale	流调用抑郁量表
CGI	Clinical global impressions rating scale	临床综合印象等级量表
COPD	chronic obstructive pulmonary disease	慢性阻塞性肺疾病
CIDI	composite international diagnostic interview	复合式国际诊断会谈检查表
CRF	corticotrophin-releasing factor	促肾上腺皮质素释放因子
DSM	The Diagnostic and Statistical Manual of Mental Disorders	精神疾病诊断与统计手册
DSQ	Defense Style Questionnaire	防御方式问卷
DST	desamethasone suppression test	地塞米松抑制试验
ECA	epidemiological catchment area	美国流行病责任区研究
ECT	electroconvulsive therapy	电休克治疗
EPQ	Eysenck personality questionnaire	艾森克个性问卷
FES-CV	Family Environment Scale-Chinese Version	家庭环境量表中文版
GABA	gamma aminobutyric acid	γ-氨基丁酸
GAD	generalized anxiety disorder	广泛性焦虑
GH	growth hormone	生长激素

HADS	HospitalAnxiety and Depression Scale	综合医院焦虑抑郁量表
HAMA	Hamilton anxiety rating scale	汉密顿抑郁量表
HAMD	Hamilton depression rating scale	汉密顿抑郁量表
HPA	hypothalamic-pituitary-adrenal axis	下丘脑-垂体-肾上腺素轴
HPT	Adrenaline-pituitary-thyroid hormone axis	肾上腺素-垂体-甲状腺素轴
IBS	irritable bowel syndrome	肠易激综合症
ICD	international classification of disease	国际疾病分类
IDA	irritability,depression and anxiety scale	激惹、抑郁、焦虑自评量表
LOD	late-onset depression	晚发性抑郁症
LLD	late-life depression	老年抑郁症
LES	Life Event Scale	生活事件量表
MAOIs	monoamine oxidase inhibitors	单胺氧化酶抑制剂
MAD	mixed anxiety depression disorder	混合性焦虑抑郁障碍
MADRS	Montgomery-Asberg Depression Rating Scale	蒙哥马利-阿斯伯格抑郁症等级量表
MCI	mild cognitive impairment	轻度认知功能障碍
MECT	modified electroconvulsive therapy	改良电休克治疗
MD	major depression	抑郁症
MDD	major depressive disorder	抑郁障碍
MI	myocardial infarction	心肌梗死
MMSE	mini-mental state examination	简易精神状态量表
MS	multiple sclerosis	多发性硬化症
NCS	National Comorbidity Survey	美国全国共病调查
OCD	obsessive compulsive disorder	强迫症
PD	Parkinson's disease	帕金森病
PDD	Parkinson's disease with depression	帕金森病伴发抑郁
PHQ-9	The Patient Health Questionair-9,	9条目健康问卷
PSD	post-stroke depression	卒中后抑郁障碍
PSDS	post-stroke depression rating scale	卒中后抑郁分级量表
PTSD	Post-traumatic stress disorder	创伤后应激障碍

QIDS	quick inventory of depressive symptomatology	抑郁症快速自评量表
rTMS	repetitivetranscranial magnetic stimulation	重复经颅磁刺激
SAD	social anxiety disorder	社交焦虑障碍
SCID	structured clinical interview for DSM-IV	人格障碍的结构式临床会谈
SD	senile depression	老年抑郁症
SDS	self-rating depression scale	抑郁自评量表
SNRIs	serotonin and norepinephrine reuptake inhibitors	5-羟色胺和去甲肾上腺素再摄取抑制剂
SSRIs	selective serotonin reuptake inhibitors	选择性5-羟色胺再摄取抑制剂
SSRS	social support scale	社会支持量表
SUD	substance use disorder	物质滥用
TABQ	type A behavior pattern questionnaire	A型行为问卷
TCAs	tricyclic antidepressants	三环类抗抑郁药
TMS	transcranial magnetic stimulation	经颅磁刺激治疗

后 记

关于"抑郁障碍共病"的选题，首先要感谢我的两位导师——吴爱勤教授和张心保教授。话得从 1999 年说起，那时我在苏州大学师从吴爱勤教授读硕士，第一年理论课学完，回南京脑科医院做课题，离开苏州时，吴老师只是交待了"选题密切联系临床"。回到南京后，与我的副导师张心保教授讨论到底做什么时，张教授说："临床上焦虑和抑郁常常同时存在，增加了临床的复杂性和治疗的难度，就做'焦虑和抑郁的共病'吧。"听了张老师的话，当时我还是不太清楚要做什么，就去查文献，正好找到当年出版的《上海精神医学》杂志第 1 期上的一篇综述《焦虑和抑郁的合病》（作者为祝卓宏和刘协和），并进一步查阅相关英文文献，看完后才有了初步想法，于是设计了《焦虑和抑郁障碍共病的基础与临床研究》的硕士课题，相关论文后来在 2002 年中华医学会精神科分会年会上作了大会发言并获优秀论文奖，次年获得南京市科技进步奖三等奖。

此后我们又对 Alzheimer 病和老年抑郁症共病、2 型糖尿病和抑郁症共病作了系统研究，在调到综合性医院工作后，又关注了其他躯体疾病和抑郁障碍共病的问题，特别是对卒中后抑郁障碍（其实就是脑卒中和抑郁障碍共病）作了较深入的研究。只不过截至本书稿付梓，卒中后抑郁障碍的工作还没有最后完成，只能等再版修定时加入！

当然，我们的研究还比较局限，共病的研究近年来也得到了较快的发展，很多方面我们的研究也未能涉及，如双相障碍共病问题，仍需我们进一步关注。希望3～5 年后能够修订再版。

本书能够顺利出版，还要感谢东南大学科技出版基金的资助，感谢陈素珍医生、博士生岳莹莹、张钰群同学在文稿审校中提供的帮助！

是为记。

袁勇贵

2014 年 9 月 30 日